自分では気づかない、ココロの盲点 完全版

本当の自分を知る練習問題80

池谷裕二　著

ブルーバックス

本書は、『自分では気づかない、ココロの盲点』
（朝日出版社刊、2013年12月20日初版発行）の内
容をもとに大幅に加筆したものです。

カバー装幀／芦澤泰偉・児崎雅淑
カバーイラスト、本文イラスト／服部公太郎
目次、本文デザイン／フレア

神よ、
他人が自分を見るように自分が見える能力を
我らに与え給え

ロバート・バーンズ（スコットランドの詩人 1759〜1796）

はじめに

本書は、「認知バイアス」と呼ばれる脳のクセを、ドリル風に解説したものです。

ヒトは脳の取り扱い説明書を持ち合わせていません。私たちは生まれてこのかた、見よう見まねで脳を使ってきました。だから脳の使い方は自己流です[*1]。クセがあります。

認知バイアスとは、思考や判断のクセのことです。このクセは曲者《くせもの》で、しばしば奇妙で、ときに理不尽です。しかし、どんなに非合理的に見えても、たいてい何らかの利点が潜んでいます。

実際のところ、私たちの「勘」は有益です。ほとんどの場面で、反射的に浮かんだ「直感」を信じて問題はありません。ただし、たまたま想定外の条件が揃うと、直感は珍妙な解答を導くことがあります。それが認知バイアスです。つまり、認知バイアスとは、脳が効率よく作動しようと最適化を進めた結果、副次的に生まれるバグ

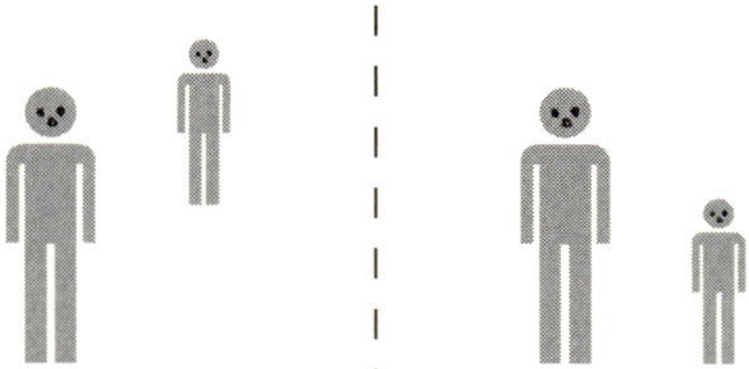

なのです。

「目の錯覚」でたとえてみましょう。たとえば、右ページ下図の二つのイラストを比べてください。

　イラストの二人はどちらも同じ大きさです。上下の位置関係だけが異なっています。ところが、脳はそんなふうに論理的には分析しません。直感的に状況を読み解きます。

　いかがでしょう？　左の二人については、遠近を感じませんか。小さい人は遠方にいるように感じます。一方、右の二人は、まるで親子が並んで歩いているように感じます。つまり、描かれていない背景に、下図のような解釈を、想像で補っているわけです。

　これは日常的に頻繁《ひんぱん》に出くわすシーンですから、ある意味で「正しい解釈」です。長年の経験を通じて、「そう解釈しても現実的にほぼ不都合がない」ことを脳が学習しているから、自然にそう解釈するわけです。

　こうした暗黙の前提を読み解く作業は、とくに意識せずに自動で行われます。つまり「反射」です。素早く不要な選択肢を排除して

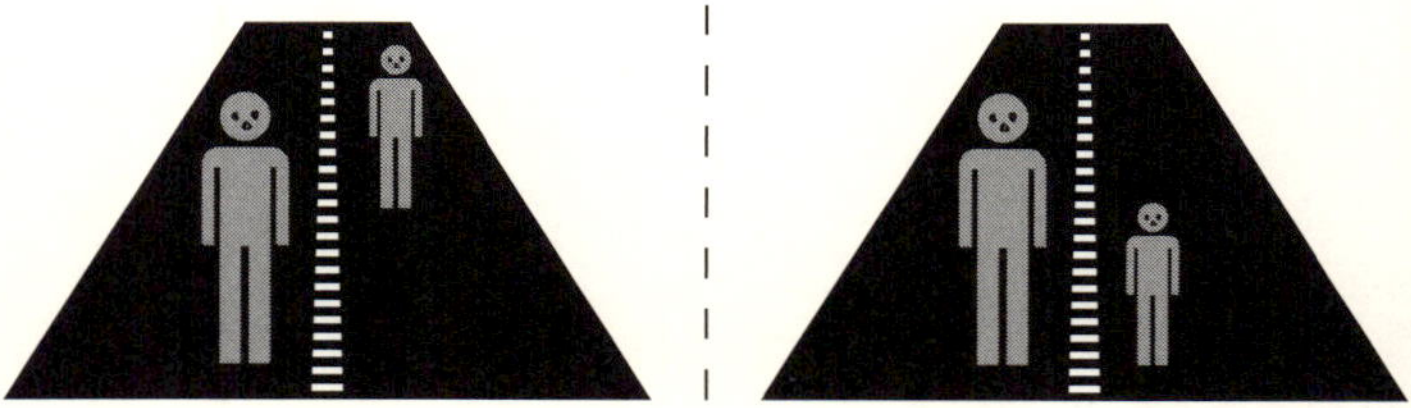

おけば、余計なことに気を配る手間を省略できますから、効率よく世の中を生きられるようになります。

　一方、子供たちは経験不足から、しばしば（大人から見れば）取るに足らない些細な部分につまずきます。ですから、複雑な仕事になると、どうしても時間が掛かってしまいます。成長するにつれて人生経験が豊富になります。すると反射的解釈が正確かつ迅速になり、生きるのが楽になります。これこそが直感がもたらす最大の恩恵です。

　ただし、直感はいつでも正しいとは限りません。特殊な条件が揃うと、「勘違い」に陥ってしまうこともあります。たとえば、先のイラストは、下図のような場面もありえます。

　前後の奥行きはなく、両者は並んでいますが、上下の関係が異なるというシーンです。直感にしたがっているだけでは、この背景にはほぼ思い至りません。こうした想定外の前提が背後にある場合、認識と事実にズレが生じることがあります。これが「認知バイアス」です。

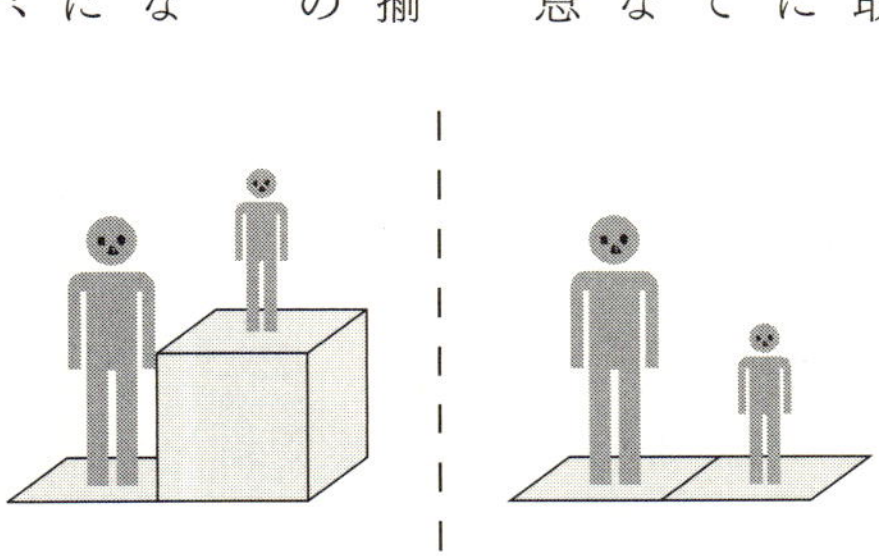

認知バイアスは、そうとわかっていても、つい落とし穴にはまり、なかなか修正することができません。だからこそ認知バイアスなのです。

人は自分のクセに無自覚であるという事実に無自覚です。他人のクセには容易に気づくことができても、案外と、自分自身のクセに気づかないまま自信満々に生きているものです。最大の未知は自分自身なのです。

本当の自分の姿に気づかないまま一生を終えるなんてもったいない――。せっかく人間に生まれてきたのですから、自分の認知バイアスについて知っておくのは、決して悪いことではありません。本書の意図はここにあります。本書は、心の盲点を知るための手引き、いわば「心の辞書」です。

人間は心の多面体です。だから認知バイアスにはたくさんの項目があります。本書では古典例から最新例までを慎重に80個選定しました。実感を高めるために、各項目に簡単なクイズを設け、ドリル風にしました。さまざまな形式のクイズを採用しています。

残念ながら本書で取り上げられなかった認知バイアスについては、代表的な225項目を巻末にリストしました。すべて科学的な作法に則って実証されたもので、都市伝説的なネタとは異なります。このリストを、胸に手を当てながら素直に眺めると、図星を指される項目も多く、自戒に胸が疼《うず》きます。それはでも、落ち込む必要も、恥ずかしがる必要もありません。それは脳の仕様なのですから。

ヒトはみな偏屈です。自分に都合よく世界を認識します。そうしなければヒトは考えることができないからです。

つまり、「歪《ゆが》める」という偏見フィルターは、私たちにとっての心であり、「考える」というプロセスそのものです。だから、脳に偏見があること自体は罪ではありません。クセは成熟した脳のデフォルトです。そして偏見は生きることを楽にしてくれます。

ただし注意してください。偏見自体に罪はないとはいえ、その偏見に気づかずに生きているとしたら、もしかしたら罪かもしれません。全員が「自分」を盲信したままコミュニケーションすると、不用意な摩擦が生じかねないからです。運が悪ければ、喧嘩や諍《いさか》いや戦争など、あらぬ方向に暴走するかもしれません。

傾向と対策――。脳のクセを知っていれば、余計な衝突を避ける予防策になります。

それだけではありません。脳を知れば知るほど、自分に対しても他人に対しても優しくなります。そして、人間って案外とかわいいなと思えてくるはずです。

人間が好きになる脳の取り扱い説明書。そんなふうに本書を役立ててもらえれば著者望外の喜びです。

二〇一六年一月

池谷裕二

1. Finn ES, Shen X, Scheinost D, Rosenberg MD, Huang J, Chun MM, Papademetris X, Constable RT. Functional connectome fingerprinting:identifying individuals using patterns of brain connectivity. Nat Neurosci, 18:1664-1671, 2015.

自分では気づかない、ココロの盲点 完全版　目次

ケース
1
大は小を兼ねる

デパートの試食販売コーナーでジャムを売りました。
次のどちらのブースの売り上げが多かったでしょうか。

① 6種類のジャムを販売するブース
② 24種類のジャムを販売するブース

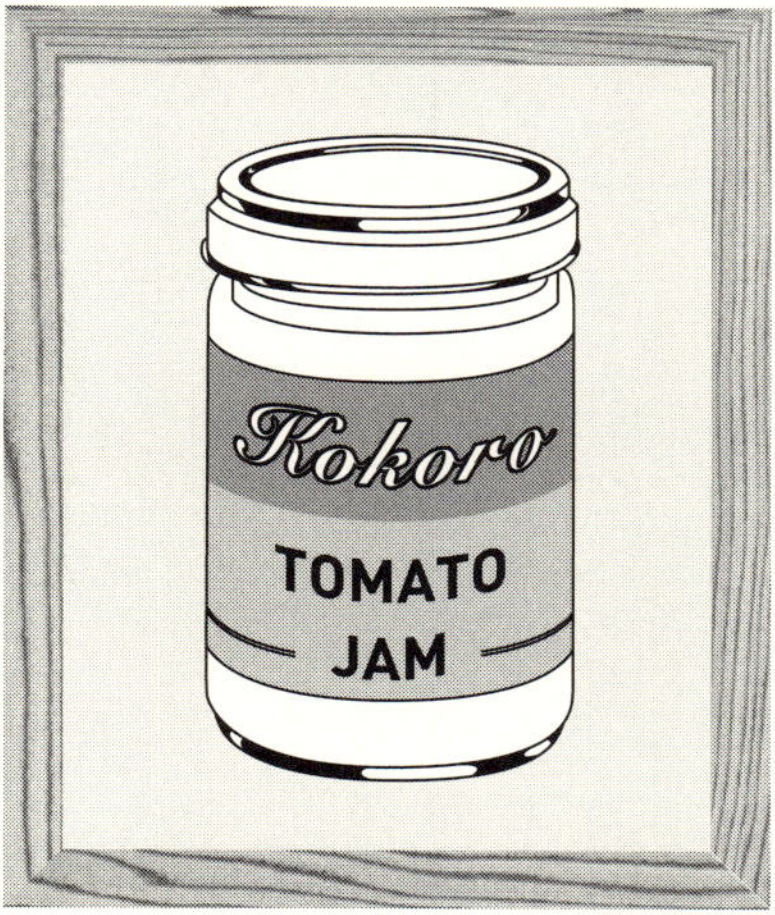

味見してみる？

答え　①　6種類のジャムを販売するブース

脳が同時に処理できる情報量は有限です。許容量を超えると、選ぶこと自体をやめてしまいます。

6種類のブースのほうが、24種類のブースの7倍の売り上げがありました。[*1]通りかかった客が足を止める確率は、24種類のほうが上でした。おそらく商品棚が目立つからでしょう。しかし、実際に商品を買ってもらえる客の割合は、6種のブースでは30％だったのに対し、24種のブースでは3％に留まりました。

さらに客の満足度も、品数が少ないブースのほうが、高かったのです。客のことを考えると、つい多くの選択肢を用意したくなりますが、それは偽善的な自己満足です。

ラーメン屋でも「うちは塩ラーメン一本だよ」と言ってもらったほうがスカッとして気持ちが良いですし、こだわり度にも信頼がおけます。

大学の講義でも似た実験が行われています。[*1] 社会心理学の授業で、用意された複数のテーマから、好きなものを一つ選んでエッセイを書いてもらうというレポートを課しました。テーマの数を6個の場合と30個の場合を設定したところ、レポートの提出率は、選択肢が6個の場合は74%でしたが、30個の場合は60%でした。さらに採点結果も、選択肢6個のほうが6%ほど高得点でした。

「選択肢過多効果（Choice Overload Effect）」

1. Lepper MR. When choice is demotivating : can one desire too much of a good thing ? J Pers Soc Psychol 79:995, 2000.

ケース2

思慮深い行動

４人でちょっとしたゲームをしましょう。

まず全員にそれぞれ40円を配ります。そして各々に、40円のうち好きな金額を「共同預金」に寄付してもらいます。

寄付した金額は2倍になって共同預金に入り、その後に４等分されて自分に返ってくるルールになっています。たとえば20円を寄付すれば、２倍の40円が預金プールに入り、これが４等分された10円が自分に戻ってきます。まったく寄付しなければ40円はまるごと自分の所持金になります。

この寄付ゲームを４人一斉にやってもらいます。すると寄付金額を決めるまでの時間が短い人と、なかなか決められないで考え込む人がいることがわかります。

さて、寄付された金額は、どちらの傾向があったでしょうか。

①決断の速い人のほうが多額の寄付をする
②決断の遅い人のほうが多額の寄付をする

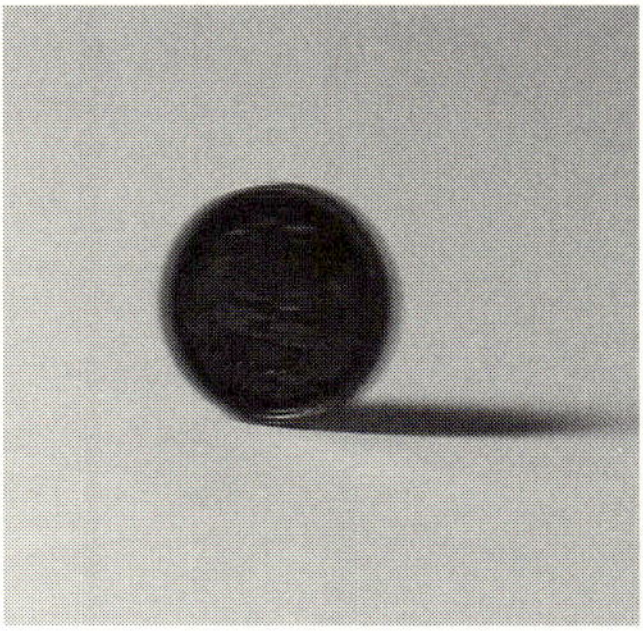

金は天下の回りもの。

答え　① 決断の速い人のほうが多額の寄付をする

10秒以内に即断した人は寄付金が平均27円だったのに対し、10秒以上考え込んだ人は平均21円でした。[*1] つまり、熟慮するタイプは自分の利益を優先する傾向があったのです。

判断の遅い人でも「迅速に判断してください」と促すと寄付率が高まり、逆に判断の速い人に「じっくり考えるように」と促すと寄付率は下がりました。

善は急げ。脳は、直感的に即断すればするほど、全体に利する行動を取ります。逆に、一歩踏み留まって考えるほど、「内なる声」に正直でなくなり、利己的になります。

ショッピングでは、熟慮すると好みが一定せず、嗜好《しこう》がブレることが知られています。[*2] 考えれば考えるほど自分の直感に素直でなくなるのです。迷わず即決が吉。

――試験の最中に考えすぎるとかえって悪い解答をしてしまいます。

――スポーツで自分のフォームを意識しすぎるとかえって失敗します。

「あの人はどんな感じ？」と訊かれたときも、間髪入れずに「いい人だよ」と答えましょう。５秒おいて答えた「いい人だよ」は意味が反転します。

「熟慮の悪魔（The Devil in the Deliberation）」

1. Rand DG, Greene JD, Nowak MA. Spontaneous giving and calculated greed. Nature 489:427-430, 2012.
2. Nordgren LF, Dijksterhuis AP. The devil Is in the deliberation: Thinking too much reduces preference consistency. J Consum Res 1:39-46, 2009.

ケース3

麗しきあの方

目の前に異性の写真が2枚あります。「どちらが好みのタイプですか。好きなほうの写真をさしあげますよ」。あなたは、好みのほうを指しました。実は相手は手品師で、こっそりと、あなたが選んだほうとは逆の、つまり好みでないほうの写真を手渡します。

さて、あなたは手元にきた写真を眺めて、「好みでなかった異性の写真が手渡された」ことに気づくでしょうか。

① 気づく
② 気づかない

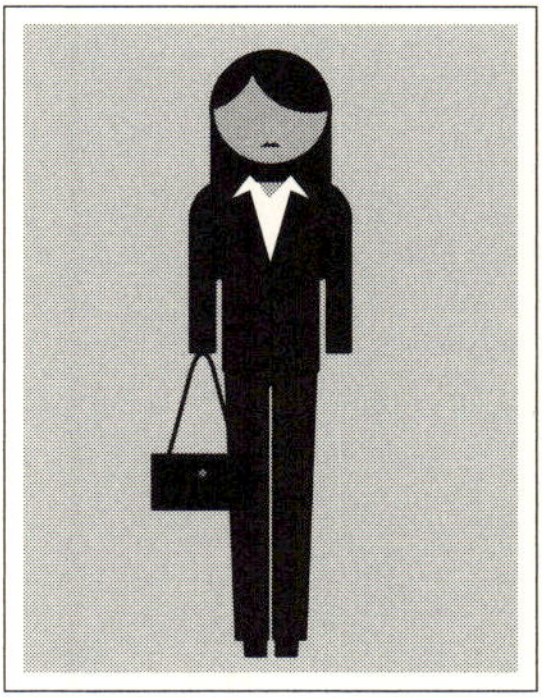
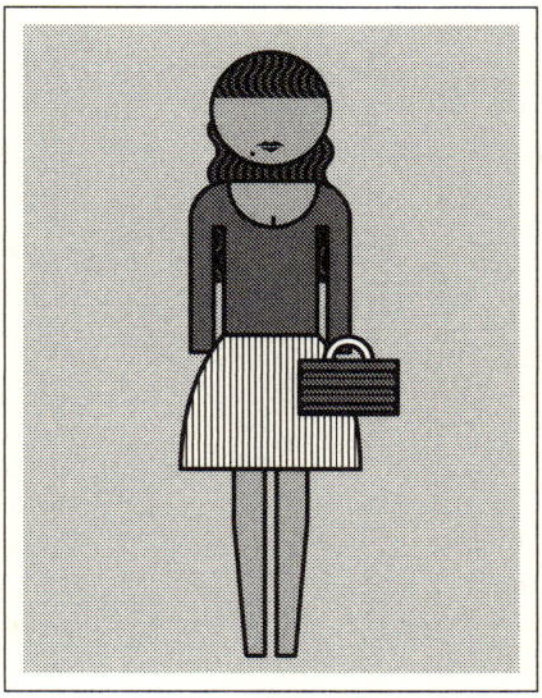

どちらがタイプ？

答え　②気づかない

見知らぬ女性から道を訊かれました。地図を眺めながら相手の目的地を探しているあいだに、この女性が別の女性に入れ替わります。そうとは知らないあなたは、道順を教えようと顔をあげます。さて、女性が入れ替わっていることに気づくでしょうか。

なんと9割以上の人が気づきません。変化に気づかないこの脳のクセは「変化《へんか》盲《もう》」と呼ばれます。[*1] 設問の状況でも、なんと8割以上の人が写真の入れ替わりに気づきません。ただし、このケースでは、自分で選んだのに気づかないのですから、「変化盲」ではなく、「選択盲」と呼ばれます。[*2]

実は、選択盲の実験は、この先が奥深いのです。「なぜその人がタイプなのですか?」と理由を訊ねると、しばしば、手元にある（つまり好みでなかったほうの）写真を眺めながら、「丸顔で優しそうだから」「目尻に知性を感じるから」などと、そこに写った人（つまり好みでなかったほう）の特徴を挙げながら、好きな理由として答えます。

脳は理由を問われると作話《さくわ》します。しかも、でっちあげたその理由を、本人は心底から「本当の理由」だと勘違いしています。

誰しも思い当たることがあるでしょう。「なぜその食べ物が好きなの？」「なぜその職業に就いたの？」「なぜこの人と結婚したの？」「なぜこの曲が好きなの？」。そんな質問を受けたとき、口から出てきた「理由」の大半は作話です。

真の理由は自分ではアクセスできない無意識の世界に格納されています。自分の与《あずか》り知らないところに理由があるのに、恥じらいもなく堂々と虚構を語ります。ヒトは自身の虚言癖に気づいていない気の毒な存在。愛嬌《あいきょう》たっぷりです。

「選択盲（Choice Blindness）」

1. Simons DJ, Levin DT. Change blindness. Trends Cog Sci 1:261-267, 1997.
2. Johansson P, Hall L, Sikström S, Olsson A. Failure to detect mismatches between intention and outcome in a simple decision task. Science 310:116-119, 2005.

ケース4

候補生は将校の夢を見るか

陸軍士官学校に所属する候補生に、志望動機を訊きました。10年後に、より出世していたのは、どちらの理由を挙げた人でしょうか。

①技能や素養を身につけ、将来は将校になって国のために貢献したい

②軍隊そのものが楽しそうだから

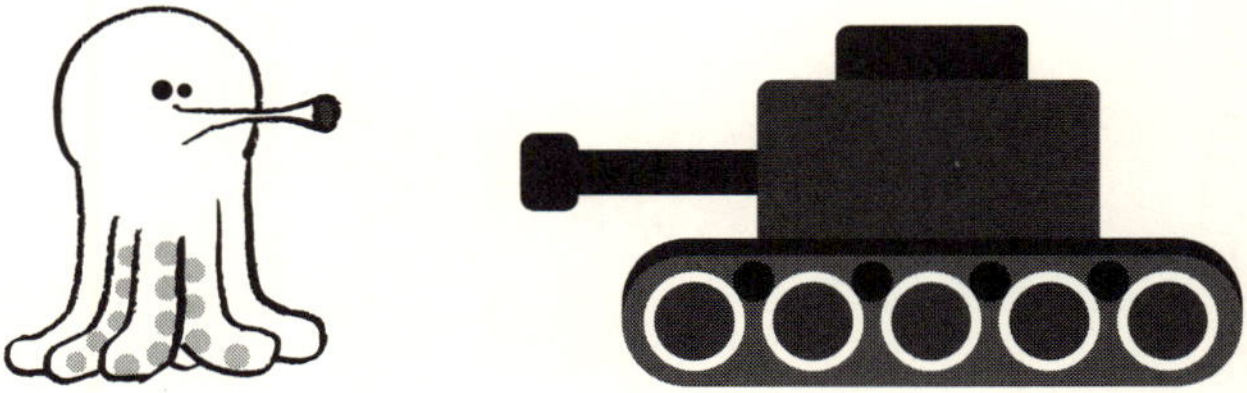

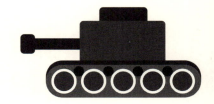

戦争反対。

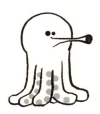

答え　②軍隊そのものが楽しそうだから

将来の明確な目標やビジョンがあったほうが、モチベーションが高まるように思います。また、目標は一つよりも、多数あったほうがよいようにも思います。ところが、夢や目標をたくさん持っている士官候補生に比べて、単に好きだからやっている候補生のほうが、将校に出世する率が15％ほど高かったのです。[*1] 興味があるからやっている人のほうが、やる気が長期的に継続するのです。

愛する人のため、出世のため、お金のため、教養のため、仕返しのため——。自分の行動に、目的や理念などを添えて理論武装する人ほど、長期的な結末はよくないものです。

理由は一つ。好きだからやっている。[*2] これでいいのです。好きに理由などないのです。

「内発的動機づけ（Intrinsic Motivation）」

1. Wrzesniewski A, Schwartz B, Cong X, Kane M, Omar A, Kolditz T. Multiple types of motives don't multiply the motivation of West Point cadets. Proc Natl Acad Sci USA 111:10990-10995, 2014.
2. Ryan R, Deci EL. Intrinsic and extrinsic motivations: classic definitions and new directions. Contemp Edu Psychol 25:54-67, 2000.

ケース 5

やめられないとまらない

禁煙エリアでタバコを吸っている人がいます。

次のどちらの声の掛け方のほうが、素直にタバコをやめてもらうことができるでしょうか。

① まわりの人への迷惑になりますからお控えください

② こちらは禁煙エリアになっております

答え ② こちらは禁煙エリアになっております

人は自分で考えて自分の意思で行動していると思い込んでいます。自己主体性を盲信しているのです。そんな自信満々の脳は、他人から指示されることが嫌いです。

だから、単に「○○をしてください」「○○をやめてください」と言われると、「何の権利があって私に指図しているのか」と反発したくなるのです。この心理的傾向を「リアクタンス」と呼びます。[*1]

一方、「規則で決まっています」という表現は、命令する主体が人ではなく、社会的合意となりますから、リアクタンスははるかに少なくなります。

これを活用したものが「禁煙区域」や「禁煙席」です。ルールを事前に設置しておくことで、諍いやトラブルを減らすことができます。

一方、ルールには悪しき側面もあります。何かを規制しようとルールをつくると、「抵触しなければ何をやってもよい」とかえってモラルが低下することがあるのです。法の網をくぐる行為が正当化されてしまうこの傾向を、私は「合法バイアス」と呼んでいます。結果として、双方のイタチごっこに発展し、規制は一層厳しくなっていく一方です。職場でも家族でも友達でも恋人でも、「ただなんとなくうまく行っているとき」はルールをつくらないほうが良好な関係を保つことができます。

「リアクタンス（Reactance）」

1. Brehm SS, Brehm JW. Psychological reactance: a theory of freedom and control. Academic Press, 1981.

ケース6

我が家の楽園

ネズミを飼育するときに、通常は、餌は皿に入れられていて、好きなときに食べられる状態にしています。しかし、レバーを押すと餌が出てくる仕掛けに変えても、すぐに学習し、上手にレバーを押して、餌を食べるようになります。

そこで、2種の餌を同時に与えてみましょう。一つは皿に入った餌、もう一つはレバーを押して出る餌。どちらの餌も同じです。

さて、どちらの餌を選ぶネズミが多いでしょうか。

①皿に入った餌

②レバーを押して出る餌

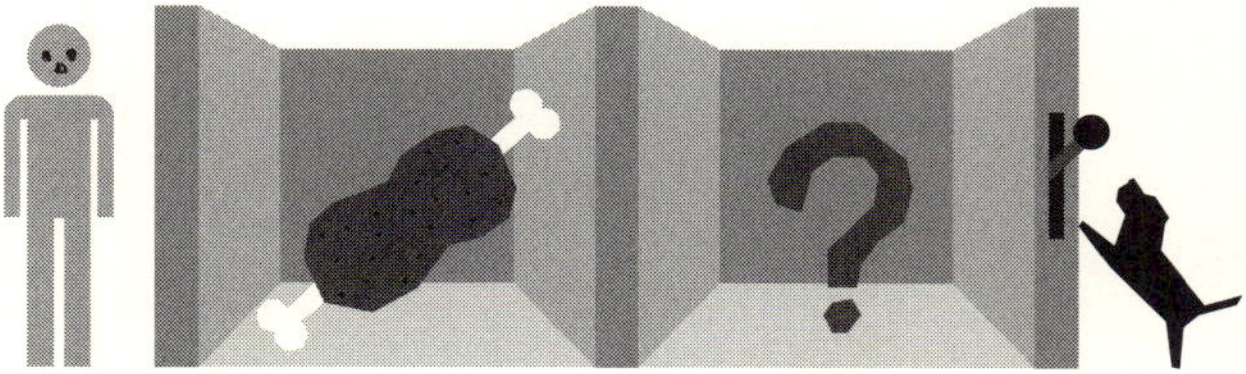

どちらを選ぶ？

答え　②レバーを押して出る餌

不思議なことに、皿から餌を自由に食べられるにもかかわらず、わざわざレバーを押します。[*1] 苦労せずに得られる皿の餌よりも、労働をして得る餌のほうが、価値が高いのでしょう。

実は、これはイヌやサルはもちろん、トリやサカナに至るまで、動物界にほぼ共通して見られる現象で、「コントラフリーローディング効果」と呼ばれます。

ヒトも例外ではありません。同様な実験を、就学前の幼児に対して行うと、ほぼ100％の確率でレバーを押します。[*2] 成長とともにレバーを押す確率は減りますが、大学生でも選択率は五分五分で、完全に利益だけを追求することはありません。

こうした脳のクセは「労働の価値」に結びつきます。贅沢三昧《ざいたくざんまい》で悠々自適な生活は、誰もが憧れます。しかし、仮にそんな夢のような生活が手に入ったとして、本当に幸せでしょうか。

定年で突然仕事を奪われた手持ち無沙汰さからストレスを溜めこんでしまう

「定年症候群」。働いて得た給料と、労働せずにもらえる年金では、同じ1円でも価値が異なることがうかがえます。

ちなみに、これまで調べられた中で、コントラフリーローディング効果が生じない唯一の動物が飼いネコです。ネコは徹底的な現実主義で、レバー押しに精を出すことはありません。

「コントラフリーローディング効果(Contrafreeloading Effect)」

1. Lazarus J. Free food or earned food ? a review and fuzzy model of contrafreeloading. Anim Behav 53:1171-1191, 1997.
2. Tarte RD. Contrafreeloading in humans. Psychol Rep 49:859-866, 1981.

ケース
7
笑いのツボ

ユーモアを理解するためには、洗練された知識と機知が必要です。

あるアンケートで、ジョークの面白さに点数をつけてもらいました。その点数から、その人がジョークを正しく理解しているかがわかります。

このアンケートのあとで「あなたのユーモアの理解度は世間でどのくらいに位置していると思うか」という質問をしました。

アンケート結果は次のどちらだったでしょうか。

① ユーモアの理解力のない人は「自分はユーモアがわからない人だ」と実力どおりに自己評価する

② ユーモアの理解力のない人は「自分はユーモアがわかる人だ」と実力以上に自己評価する

福笑い。

答え　②ユーモアの理解力のない人は「自分はユーモアがわかる人だ」と実力以上に自己評価する

本当の実力と、本人が思い描いている自分の実力が、一致するとは限りません。

調査の結果、成績下位25％以内の人でも、「上位40％程度にいる」と自分を過大評価していることがわかりました。逆に、上位25％以内の人は「上位30％程度にいる」と過小評価していました。結果をまとめたデータを下図に示しました。グラフから約7割の人々が自分を過大評価していることがわかります。

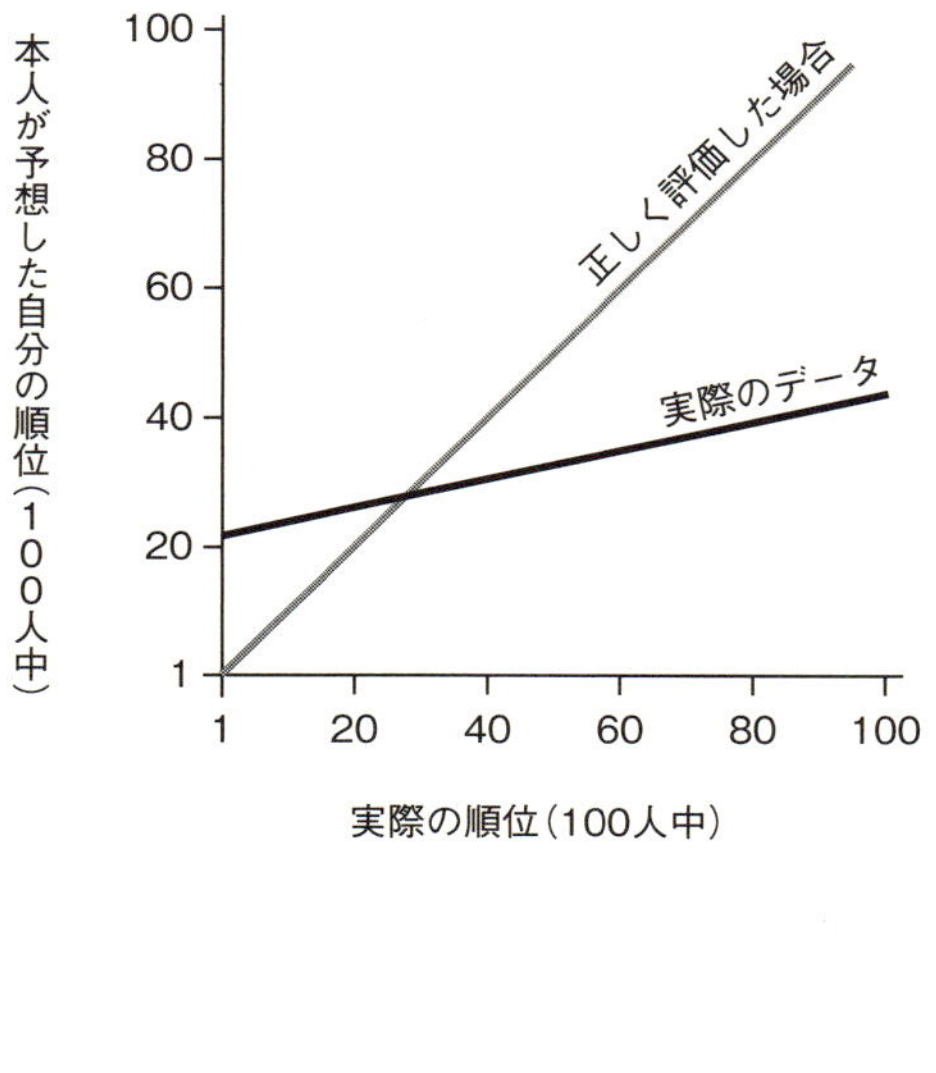

この傾向はユーモアの理解だけでなく、論理力や学力、スポーツや習い事に至るまで普遍的に見られます。

「能力の低い人ほど自分を過大評価する」というこの傾向は、発見者の名前にちなんで「ダニング＝クルーガー効果」と呼ばれています[*1]。この現象は次のように説明されます。

能力の低い人は、能力の低さゆえに自分のレベルを正しく評価できない。同様に、他人の能力も正しく評価できない。その結果、能力の低い人は楽観的に自分を過大評価する——。

ダニング＝クルーガー効果の大切なポイントは、能力の低い人でも訓練をつめば、スキル不足に気づき、自省できることです。つまり、能力の低い人は、決して無能というわけでなく、単に未熟なのです。

「ダニング＝クルーガー効果（Dunning-Kruger Effect）」

1. Kruger J, Dunning D. Unskilled and Unaware of It: How Difficulties in Recognizing One's Own Incompetence Lead to Inflated Self-Assessments. J Pers Soc Psychol 77:1121-1234, 1999.

ケース8

高慢と偏見

前問のケース7。「能力の低い人ほど自分を過大評価する」という事実を知ったとき、次のどちらの反応が多いでしょう。

①いるいる、そういう人

②もしかしたら私がそうかも

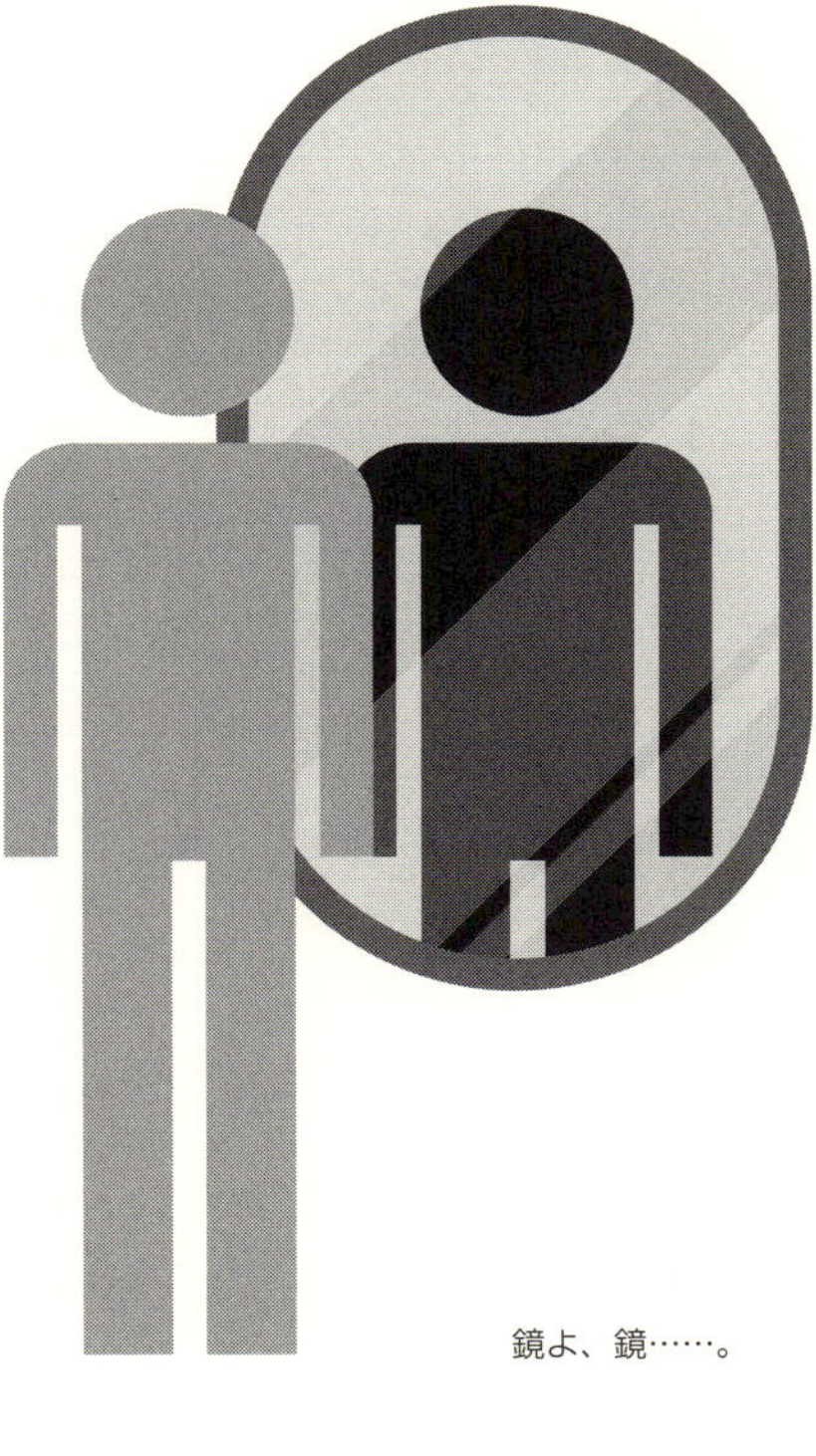

鏡よ、鏡……。

答え　①いるいる、そういう人

電車やバスの車内風景——。お年寄りに席を譲らない人がいたら、それは気の利かない人です。

しかし、本人は「私は気が利かないなあ」と遺憾に思っているでしょうか。きっと思っていないでしょう。なぜなら、近くでお年寄りが困っていることに気づいていていないからです（仮に、気づいているのに席を譲らなかったら、それは「気が利かない人」でなく、「意地悪な人」です）。

気が利かない人は、問題となる事態に気づかないからこそ、「気が利かない」のです。こうした構図があるかぎり、「自分がどれほど気が利かないか」を、自分では知ることができません。

一方、自分が気づいていることを他人が気づいていないという状況に出くわすと、「私はこんなに気を利かせているのに、どうしてあの人は気が利かないんだ」と憤慨します。

他人の顔は見えても、自分の顔は見えないように、他人の欠点（認知バイアス）には気づけても、自分の欠点には気づけません。だからヒトは「自分は公平で正しいのに、他人は視野が狭くて偏見に満ちている」と考えがちです。これを「バイアスの盲点」と呼びます。[*1]

人は自分に対して無自覚であるという事実に無自覚です。最大の他人は自分なのです。

もし他人に憤りを感じることがあったら、ぜひ「自分もまた完璧な人間ではない」ことを思い出しましょう。いや、実のところ、世の中、完璧な人間なんて一人もいません。全員が「ココロの盲点」を持っています。だとしたら、ある人が完璧でなかったからといって、それは怒る根拠に値するのでしょうか。当たり前のことが当たり前に起こっただけのことです。そう考えるだけで、たいていの腹の虫は収まるものです。

「バイアスの盲点（Bias Blind Spot）」

1. Pronin E, Lin DY, Ross L. The bias blind spot: Perceptions of bias in self versus others. Pers Soc Psychol Bull 28:369-381, 2002.

ケース 9

聖域なき行動観察

研究室の学生たちに、ネズミ2匹を「一方は血統的に賢いネズミ、もう一方は劣ったネズミ」と説明しながら与えました。

実は、これはウソの説明です。研究室に飼育している同種のネズミを無作為に割り当てただけで、本当は同じネズミたちです。

さて、ネズミの学習テストを行った学生たちは、どんなデータを出してきたでしょう。

①両方のネズミが等しい学習能力を持っていることを示すデータ
②賢いと説明されたネズミは、たしかに学習能力が高いことを示すデータ
③賢いと説明されたネズミは、実は学習能力が低いことを示すデータ

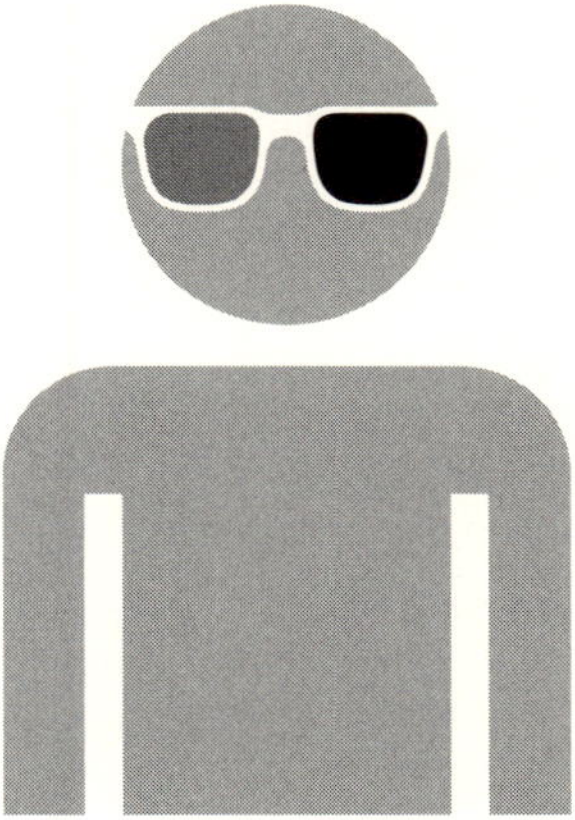

色眼鏡で見る。

答え　②　賢いと説明されたネズミは、たしかに学習能力が高いことを示すデータ

実験を行ったところ、学生たちは、賢いと説明されたネズミは学習成績が高いというデータを出し、教授に提出しました。

ウソをついているのではありません。本当にそういうデータが出るのです。なぜなら、学生たちは、賢いネズミには愛着を感じて大切に取り扱うのに対し、劣ったネズミは雑に扱う傾向があるからです。丁寧に扱われたネズミはストレスが少なく、十全な学習能力を発揮します。

このように第三者の期待が当人にもたらす効果は、この試験を行った教授の名前をとって「ローゼンタール効果」[*1]、もしくは「ピグマリオン効果」と呼ばれます。ピグマリオンとは、ギリシャ神話に出てくるキプロス王の名前です。彼は自分で作った象牙の女像を溺愛します。すると、女神アフロディテがその像に生命を与えてくれ、結婚することができました。つまり、ピグマリオン効果とは「願えば実現する効果」ということです。

研究室以外でも、この現象は幅広く見られます。たとえば教育現場。よくできる生徒は、教師が期待をかけて丁寧に指導し、また生徒側もそれに応えようと努力するため、実際に成績が伸びます。逆に、期待されていない生徒は、放置されがちになり、成績が下がります。後者のマイナスの効果は「ゴーレム効果」と呼ばれます。[*2]

医療現場でも同様です。治る見込みがありそうだと診断された患者は、そうでない患者に比べ、治療に専念し、また看護師も懸命に面倒を見るので、回復する確率がさらに高くなります。

また、期待されつつも実際に治らなかった場合、患者は主治医の期待に応えるべく、「よくなった」と虚偽の報告をする確率も高くなります。これは「ホーソン効果」と呼ばれ、治療の妨げとなります。[*3]

「ローゼンタール効果（Rosenthal Effect）、ピグマリオン効果（Pygmalion Effect）」

1. Rosenthal R, Fode KL. The effect of experimenter bias on the performance of the albino rat. Behav Sci 8:183-189, 1963.
2. Babad EY, Inbar J, Rosenthal R. Pygmalion, Galatea, and the Golem: Investigations of biased and unbiased teachers. J Edu Psychol 74:459-474, 1982.
3. McCarney R, Warner J, Iliffe S, van Haselen R, Griffin M, Fisher P. The Hawthorne Effect: a randomised, controlled trial. BMC Med Res Methodol 7:30, 2007.

ケース10 美味礼讃

次の単語リストを10秒ほど眺めてください。
美味しそうなものが並んでいますね。

おやつ	砂糖	よだれ
うまい	羊羹	
ヌガー	味	食べる
ソフトクリーム	甘納豆	
ジュース	おやつ	バニラ
イチゴ	クッキー	はちみつ
チョコレート	おいしい	
甘ずっぱい	マーマレード	
タルト	食欲	パイ

さて、単語リストを手で覆い隠して、次の問題に答えてください。
先ほどのリストにあったのは、次のどれでしょうか。

①味
②甘い
③かたい

答え　①味

自信をもって「②甘い」と答えた人が多いでしょう。正解は①の「味」です。このように、ありもしないことを誤って思い浮かべてしまう例は多数報告されています。[*1、*2]

なぜ想起ミスをするのでしょうか。「記憶」の本来の目的を考えればわかります。

記憶の目的は、テストで良い点をとるためでしょうか。円周率を何万桁も暗記するためでしょうか。もちろん違います。

記憶は未来の自分に贈るメッセージです。将来の自分に役立って初めて意味をもちます。だから、うまく役立つように記憶内容が歪められます。

先ほどのリストには「甘いもの」が並んでいました。とすれば、全体の意味をつかむように「甘い」と思い出したほうが、現実の世界では有益です。記憶は正確でさえあればよいというわけではありません。

コンピュータに「味」を無視して「甘い」と答えさせることは非常に困難で

す。そんな難易度の高い芸当を一瞬でやってのける脳。ステキです。

「記憶錯誤（Paramnesia）」

1. Stadler MA, Roediger HL, McDermott KB. Creating false memories: Remembering words not presented in lists. J Exp Psychol 21:803-814, 1995.
2. Stadler MA, Roediger HL, McDermott KB. Norms for word lists that create false memories. Mem Cog 27:494-500, 1999.

ケース 11

数字たちの沈黙

経営学を専攻する大学生に、経済週刊誌を年間購読させました。この雑誌には、印刷された冊子媒体と、ウェブ上のデジタル媒体があります。

次の選択肢のうち、実際に購読予約した人が多かったのはどれだったでしょうか。なお、金額は年間購読料です。

①ウェブ購読のみ　5900円
②冊子購読のみ　1万2500円
③冊子とウェブのセット購読　1万2500円

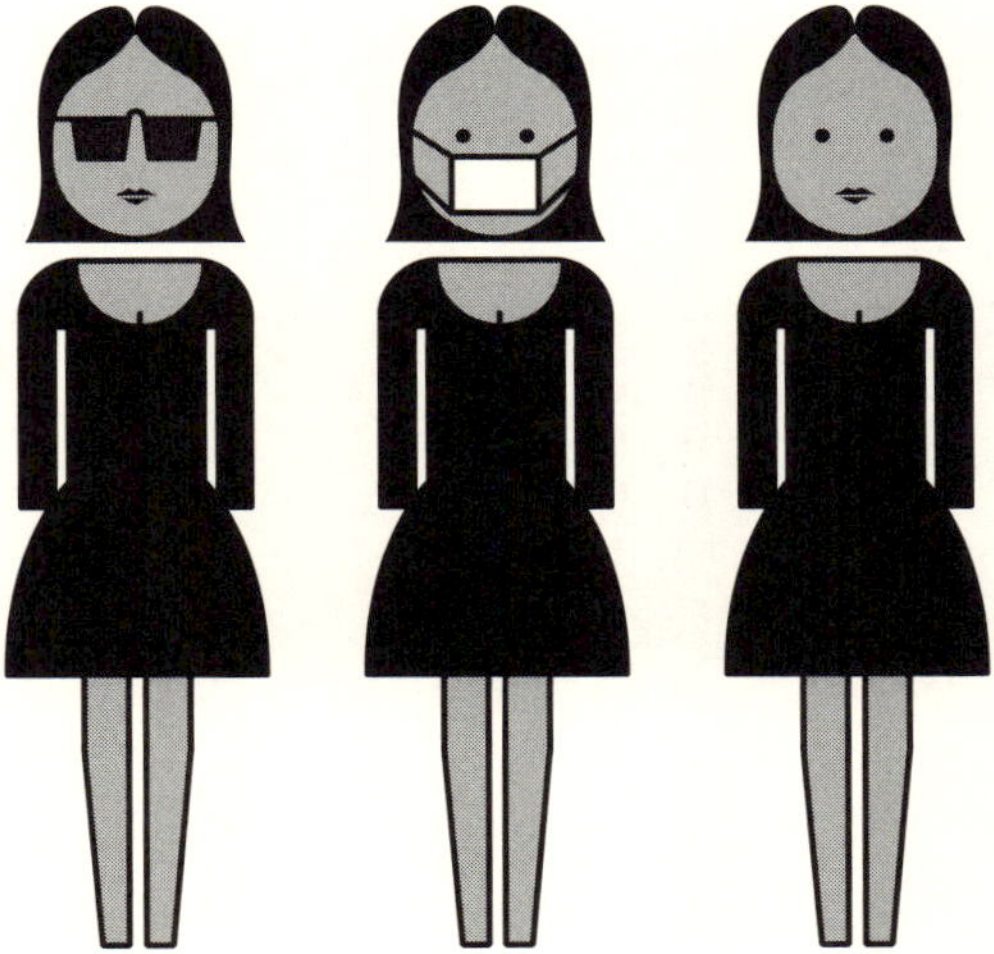

私を選んで。

答え　③冊子とウェブのセット購読　1万2500円

調査の結果、学生の84％が選択肢③を選びました。圧倒的多数です。

さすがに選択肢②を選ぶ人はいないと思います。②と③は同じ価格ですから、冊子購読のみでは損をした気がします。

つまり、このケースでは選択肢①か③で比較されますから、選択肢②は無意味です。ところが話は簡単ではありません。かりに選択肢②を取り除いて、

①ウェブ購読のみ　5900円
③冊子とウェブのセット購読　1万2500円

の二択とした場合、選択肢③のセット購読を選んだ人は32％に減りました。つまり選択肢②は、それ自体は選ばれることはありませんが、そこに存在することによって、人の選好を変化させる効果があるのです。これを「おとり効果」と呼びます。[*1]

たとえば、レストランのメニューでは、

普通カレー　¥１０００
特製カレー　¥１５００

の２種よりも、

カレー　¥１０００
特製カレー　¥１５００
極上カレー　¥３０００

と、もう一つの選択肢があるほうが、特製カレーを頼む人の数が増えます。

「おとり効果（Decoy Effect）」

1. Huber J, Payne JW, Puto C. Adding asymmetrically dominated alternatives violations of regularity and the similarity hypothesis. J Consum Res 9:90-98, 1982.

ケース12

対称の耐えられない軽さ

イラストを見てください。二人の髪型は右分けと左分けで異なっています。

一般にどちらが好印象をもたれるでしょうか。

①右分け（右イラスト）のほうが好印象

②左分け（左イラスト）のほうが好印象

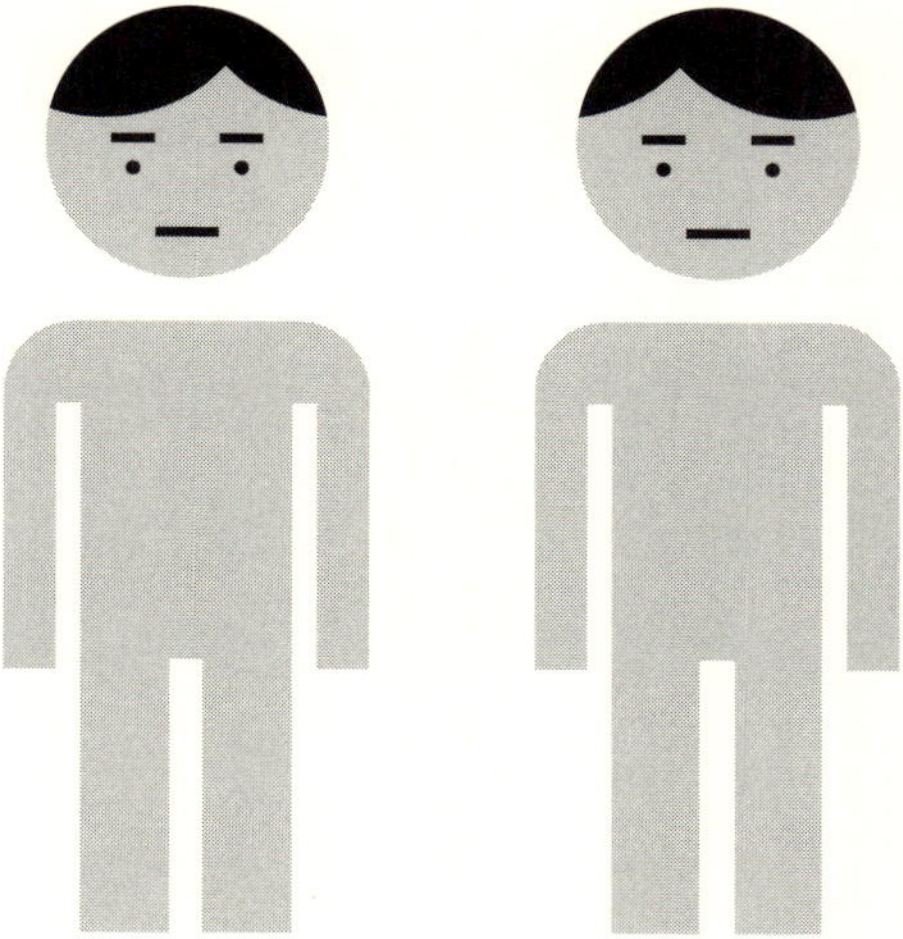

左右対称。

答え　① 右分けのほうが好印象

一般に、右利きの人は、視野の左側を重要視します。[*1]右脳のほうが映像処理は得意だからです。

たとえば下図の左右反転の顔イラストは、右のほうが微笑んで見えるでしょう。左半分が笑っているからです。これと同じ理由で、設問のイラストも、左右反転させれば同じ画像ですが、左視野に特徴がある右分け①のほうが印象に残ります。

魚料理は頭を左に置いたほうが食欲をそそりますし、本やポスターは左側にイラストを描いたほうが自然に頭に入ります。スーパーの目玉商品は左側の棚に並べたほうが売れます。

この脳のクセは、髪型や身だしなみ、お洒落や化粧にヒントを与えてくれます。他人から見られるときは主に、

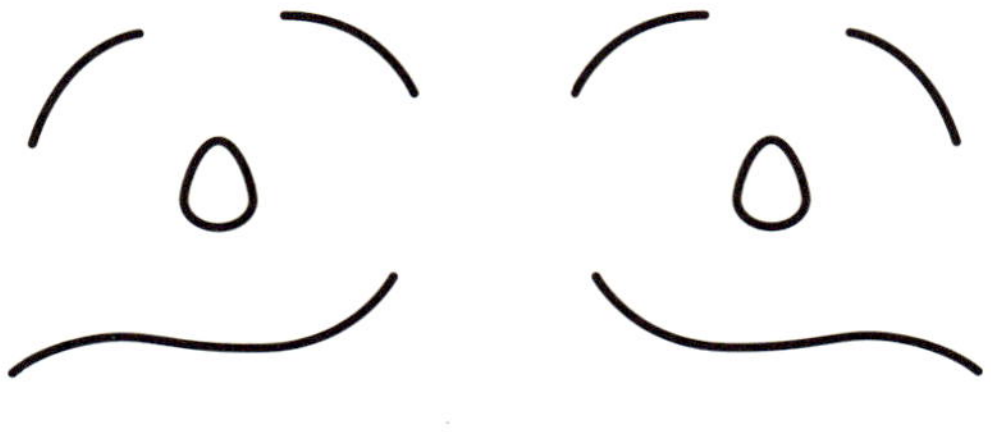

相手にとっての左視野、つまり自分の「右側」に注意が集まっています。そう、気合の入れ甲斐《がい》があるのは右半身なのです。

ただし、鏡に映った鏡像の自分を眺めながら化粧をすると、自分の「左半身」ばかりに気をとられてしまうから要注意です。鏡像反転しているからです。

「擬似的空間無視（Pseudoneglect）」

1. Orr CA, Nicholls MER. The nature and contribution of space- and object-based attentional biases to free-viewing perceptual asymmetries. Exp Brain Res 162:384-393, 2005.

ケース13

失われた時を求めて

二つのグループの人々に、6人の顔写真を見てもらいます。

一つ目のグループは、この中の顔の特徴について「鼻が高い」「ハゲている」などと説明してもらいます。もう一つのグループは何もしません。

1週間後に、先に顔写真を見せた6人のうちの1名を含む全10人の写真を見せて、前回見た人がどれだったかを思い出してもらいます。

成績がよかったのはどちらのグループでしょうか。

① 言葉で説明したグループのほうが正確に思い出した
② 説明しないグループのほうが正確に思い出した

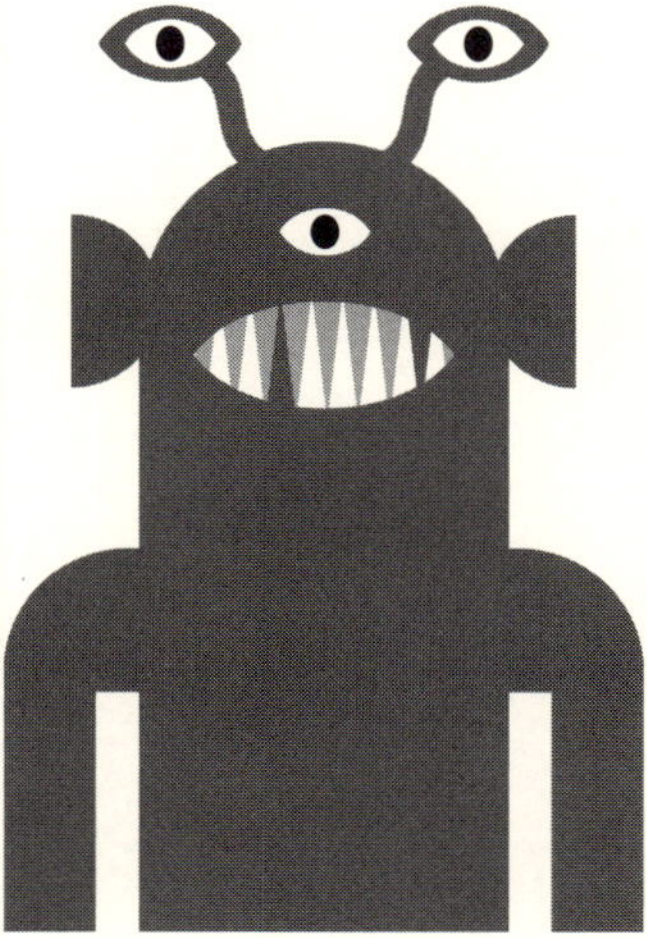

ワレワレハ……。

答え　②説明しないグループのほうが正確に思い出した

言語は便利な道具ですが、完璧ではありません。

たとえば、山頂から眺めた雄大な夕日の風景や、高尚な芸術作品に心を打たれたときの感動は、「言葉にならない」はずです。無理に言語化したところで、紡がれた言葉はどこかウソっぽく、もどかしい残余感があります。

言語化とは、言葉にできそうな容易な部分に焦点を絞り、その一部を切り取って強調する歪曲化です。

設問のケースでは、言葉で説明することによって記憶が歪められ、かえって想起しにくくなってしまいます。[*1] 事件を目撃した人が、犯人の顔の特徴を警察に報告すると、あとで真犯人を見たときに正しく認識しにくくなることも知られています。[*2]

「言語隠蔽効果（Verbal Overshadowing Effect）」

1. Schooler JW, Engstler-Schooler TY. Verbal overshadowing of visual memories: some things are better left unsaid. Cogn Psychol 22:36-71, 1990.
2. Loftus EF, Zanni G. Eyewitness testimony: The influence of the wording of a question. Bull Psychonomic Soc 5:86-88, 1975.

ケース14 忘れられる権利

5分間の時間を与え、二つの実験を行います。いずれも、ものごとを自由に思い出してもらうのですが、できるだけシロクマにまつわる何かを想起してもらうようにお願いしておきます。

一つ目の実験は、何の準備もなく、いきなり5分間の想起を始めました。

二つ目は、まずシロクマについて考えないように努力する時間を5分間置いてから、想起を始めました。

どちらの実験のほうが、シロクマについて想起した人が多かったでしょうか。

① いきなり5分間の自由想起を始めた場合

② シロクマについて考えないようにしてから自由想起を始めた場合

答え　②シロクマについて考えないようにしてから自由想起を始めた場合

「忘れるように」と念じるのは「考える」ことと同じです。いや、考える以上の効果があります。実験では、シロクマについて考えないよう努力する時間を設けた後には、3倍もシロクマを思い出しました。[*1]

「覚える」ことは努力が可能ですが、「忘れる」ことは気合や根性だけではどうにもなりません。つらかった経験や、亡くした人や物のこと——忘れようと努力するほど、かえって忘れられなくなるのが脳です。皮肉なリバウンドです。しかも、この効果は数ヵ月にわたって持続します。[*2]

つらいことが起こったら、無理に忘れようと努めず、趣味やスポーツで気分を紛らせて放置。あとは時間が解決してくれます。

このリバウンドは「好きなもの」に対しても生じます。好きになってはいけないと思えば思うほどハマってしまう禁断の恋。食べてはいけないと思えば思うほど失敗するダイエット。

「シロクマ抑制目録（White Bear Suppression Inventory）」

1. Wegner DM, Schneider DJ, Carter SR, White TL. Paradoxical effects of thought suppression. J Pers Soc Psychol 53:5-13, 1987.
2. Wegner DM, Zanakos S. Chronic thought suppression. J Pers 62:615-640, 1994.

ケース15

気合!

コメディ番組を見ていると、つい爆笑してしまいます。では、笑うのを我慢した場合、何が違ってくるでしょうか。

番組を見終わったあとに、ハンドグリップを力一杯に握るテストをしました。どちらのほうがハンドグリップを長く握り続けることができたでしょうか。

① 笑い転げた場合のほうが長く握り続けられた

② 笑うのをこらえた場合のほうが長く握り続けられた

答え　①笑い転げた場合のほうが長く握り続けられた

感情を素直に出さないで我慢していると、ハンドグリップを握り締めていられる時間が20％も減りました[*1]。我慢すると、その後に我慢ができなくなるのです。目の前に置かれたチョコレートを食べずに我慢してからハンドグリップを握っても、同じ結果になります。さらに、「6分間シロクマについて考えて」と依頼されるよりも、「6分間シロクマについて考えないで」と依頼されたほうが、握る時間が減少します。

自制心や意志力は、筋力に似て、有限リソースです。がんばった後は、やる気や忍耐力、ときには道徳観さえも削《そ》がれます。若い人ほどこの傾向が強いことが知られています。

たとえば午後は、朝からの疲れが溜まっているため、午前よりもウソの頻度が20％も増えます[*2]。入試が終わると脱力したり（燃え尽き症候群）、重要な仕事が終わった後の打ち上げ会では飲みすぎて泥酔したり、旅行先で財布の紐が緩んだり、ダイエット中に怒りっぽくなったりするのも、同様の原理が働いています。

車を買うという一大決心をした直後に、営業マンが「今ならカーナビを2万円の特価で追加できますよ」とたたみ掛けるのは、消耗した精神の弱みをつく典型的な作戦です。大きな決断をした直後に別の問題について深く考えるのは難しいものです。

なお、脳のエネルギーはブドウ糖です。消耗した自制心は、ブドウ糖を補給することで回復します。[*3] またコメディを見て笑ったり、サプライズプレゼントをもらったり、当初の目標や報酬を思い出すことでも回復します。[*4、*5]

1. Muraven M, Tice DM, Baumeister RF. Self-control as a limited resource: Regulatory depletion patterns. J Pers Soc Psychol 74:774-789, 1998.
2. Smith IH. The morning morality effect: the influence of time of day on unethical behavior, Psychol Sci, in press.
3. Gailliot MT, Baumeister RF, DeWall CN, Maner JK, Plant EA, Tice DM, Brewer LE. Self-control relies on glucose as a limited energy source: Willpower is more than a metaphor. J Pers Soc Psychol 92:325-336, 2007.
4. Tice DM, Baumeister RF, Shmueli D, Muraven M. Restoring the self: Positive affect helps improve self-regulation following ego depletion. J Exp Soc Psychol 43:379-384, 2007.
5. Boucher HC, Kofos MN. The idea of money counteracts ego depletion effects. J Exp Soc Psychol 48:804-810, 2012.

ケース
16
名は体を表す

アメリカでは毎年、ハリケーンに人名がつけられます。
男性と女性の名前では、どちらがハリケーンの被害が大きいでしょうか。

① 男性名のほうが被害が大きい
② 女性名のほうが被害が大きい
③ どちらも変わらない

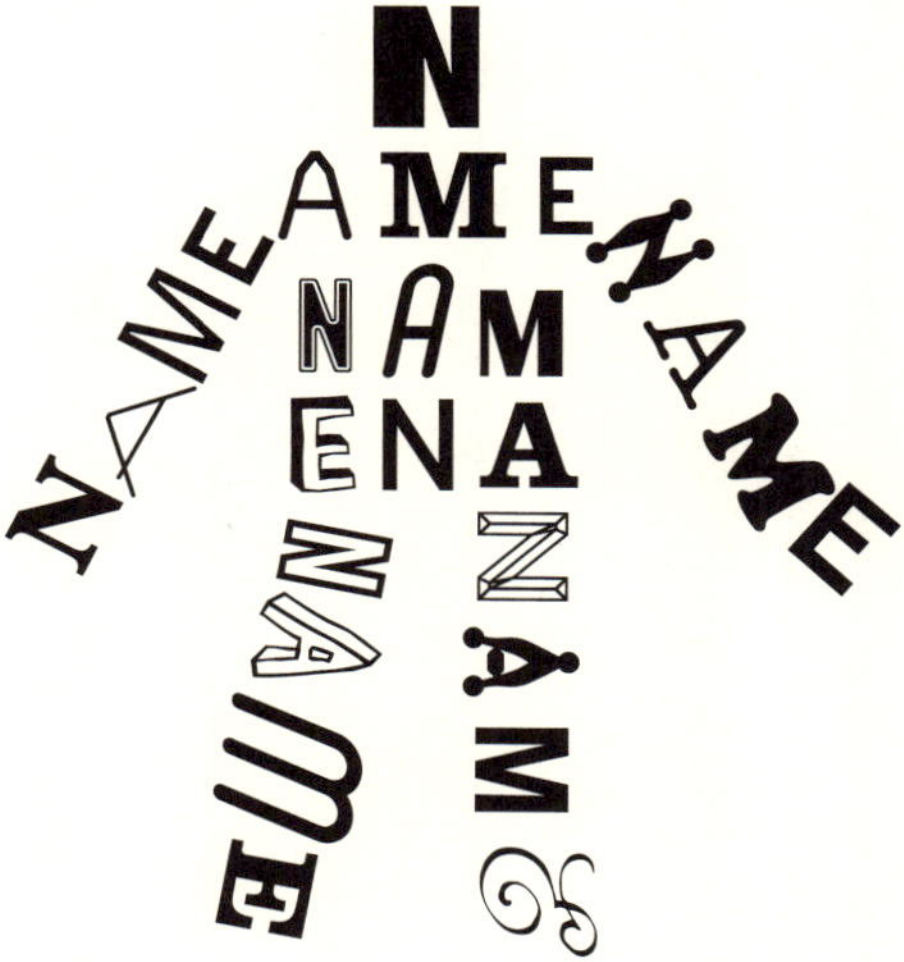

君の名は……。

答え　②　女性名のほうが被害が大きい

名前はハリケーンの強さに応じてつけられるわけではありません。だから、どんな名前がつけられようと、台風の威力には差がないはずです。にもかかわらず、女性の名前のついたハリケーンのほうが多くの死者を出します。[*1]

理由は単純です。女性名には「優しそう」な印象があるため、危険性を低く見積もり、被害対策を怠ってしまうのです。

名前は単なるラベルではありません。人々の判断にさまざまな影響を及ぼします。この影響は案外と無視できません。人種や貧富がラベルづけされると、差別や偏見を生む原因にもなるからです。[*2]

ラベルづけはマーケティングでも積極的に利用されています。野菜売り場で「オーガニック」「有機栽培」「国産」と書かれているだけで、健康に良さそうな印象を与えます。

ちなみにオーガニック食品が健康によいという科学的証拠はありません。使用すべきところでしかるべき農薬を用いないと、病んだ農作物ができてしまい、かえって健康に悪い食品になることもありえます。また無農薬・有機肥料の農業は収穫効率が低く、これを補うために広い農地を確保しなくてはなりません。結果として、森林伐採等で自然破壊にもつながっているという指摘もあります。[*3]

「ラベリング理論（Labelling Theory）」

1. Jung K, Shavitt S, Viswanathan M, Hilbe JM. Female hurricanes are deadlier than male hurricanes. Proc Natl Acad Sci USA 111:8782-8787, 2014.
2. Mead HG, Becker HS. Labeling Theory: Social Constructionism, Social Stigma, Deinstitutionalisation. General Books LLC, 2013.
3. Clancy K, Hamm M, Levine AS, Wilkins J. Organics: evidence of nutritional superiority is weak. Science 325:676, 2009.

ケース17
記憶力を強くする

来週テストがあります。英単語を暗記しなくてはなりません。
どちらの勉強方法がより記憶に定着するでしょうか。

①単語リストをしっかり眺めて、繰り返し頭に叩き込む
②繰り返し確認テストを解いてみる

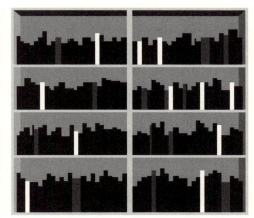

どこにしまった。

答え　②繰り返し確認テストを解いてみる

脳は入ってきた情報を「記憶すべきかどうか」と品定めします。このときの判定基準は「出力」の頻度です。

脳は「この情報はこんなに使う機会があるのか。ならば覚えておこう」と判断します。決して「こんなに頻繁に出会うのか。ならば覚えておこう」ではないことに注意してください。

ですから、繰り返し学習して頭に叩き込むよりも、テストを解くことでその知識を使ってみるほうが、記憶としてよく定着します。[*1]

テストの効果はてきめんです。まとめ図を描きながら覚えるよりも、テストを勉強に取り入れるほうが効率的なのです。[*2]

物知りの人は、ほぼ例外なく「おしゃべり」です。他人に向けて出力し、記憶を強化しているのでしょう。

「テスティング効果（Testing Effect）」

1. Karpicke JD, Roediger HL. The critical importance of retrieval for learning. Science 319:966-968, 2008.
2. Karpicke JD, Blunt JR. Retrieval practice produces more learning than elaborative studying with concept mapping. Science 331:772-775, 2011.

ケース
18
鳥は鳥である

どちらの推論過程が正しいでしょうか。

①ツバメは昆虫ではない。ツバメは鳥である。したがって鳥は昆虫ではない

②昆虫は鳥ではない。ツバメは昆虫である。したがってツバメは鳥ではない

答え　②　昆虫は鳥ではない。ツバメは昆虫である。したがってツバメは鳥ではない

約80％の人が、選択肢①の推論を正しいと答えます。[*1、*2] しかし、正しいのは選択肢②です。

結論に惑わされてはいけません。ためしに、①の「ツバメ」を「父」に、「昆虫」を「公務員」に、「鳥」を「男」に置き換えてみると、

――父は公務員ではない。父は男である。したがって男は公務員ではない

となります。おかしな推論だとわかるでしょう。前半の二つの前提から、「男は公務員ではない」という結論は導かれないはずです。

一方、②は「ツバメは昆虫である」という前提情報が誤っているだけで、推論の過程そのものは美しい三段論法に則し、論理的に完璧です。

脳は、結論さえもっともらしければ、そこに至った前提やロジックも正しいだろうと勘違いします。

たとえば、自分の出した結論がたまたま当たっていると、自分の思考プロセス

の完璧さに自己陶酔します。一方、たまたま間違えた結論を述べた人がいると、結論だけでなく、その人の思考過程や人格さえも否定しがちです。

「信念バイアス（Belief Bias）」

1. Evans JSBT, Barston JL, Pollard P. On the conflict between logic and belief in syllogistic reasoning. Mem Cog 11: 285-306, 1983.
2. Tsujii T. Belief-bias effect on deductive reasoning: a neuro-developmental study. Hum Dev Res 26:95-102, 2012.

ケース19
悪の華

最近体調がすぐれなかったので病院に行ったところ、80％の確率でグロボーマだろうと診断されてしまいました。「グロボーマでなければ、ポピチスかフラペミアのどちらかだ」とも告げられました。

ETスキャンという医療検査があります。ポピチスだった場合はETスキャンで陽性、フラペミアだった場合は陰性と出て、確実に診断できます。グロボーマだった場合は陽性か陰性になる確率は五分五分になります。

次のどちらの選択をする人が多いでしょうか。

①ETスキャンを受ける
②ETスキャンを受けない

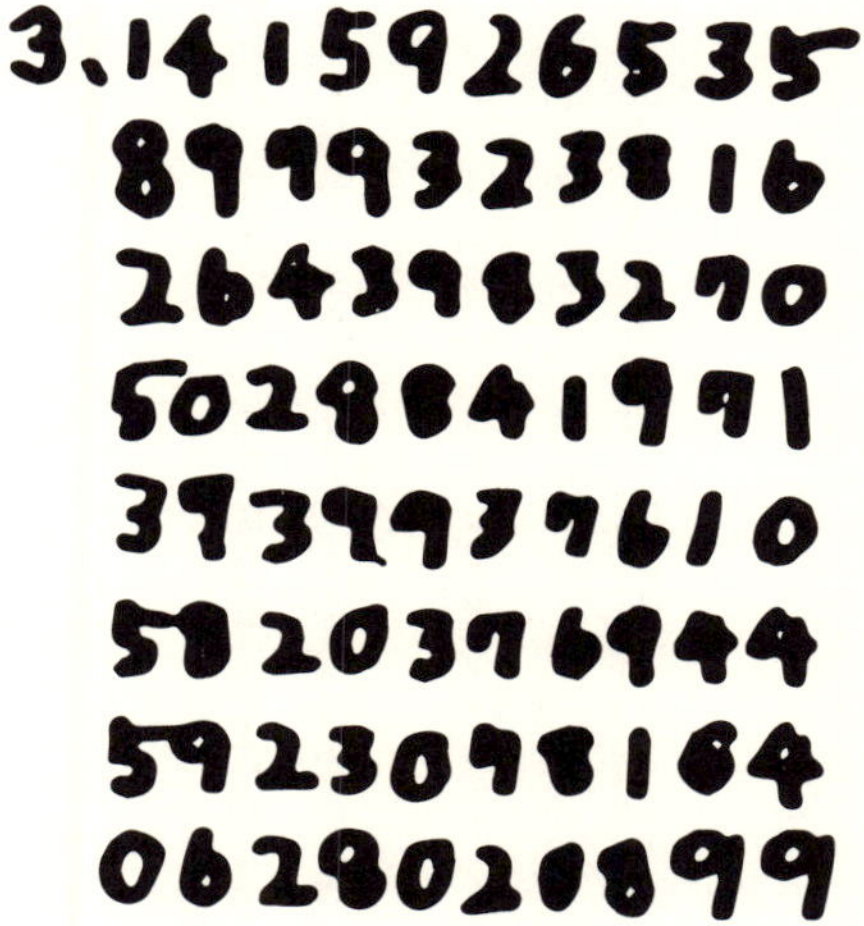

割り切れない。

答え　①ＥＴスキャンを受ける（正しい行動は②です）

決断したり行動したりするとき、判断材料や根拠は多ければ多いほどよいように感じます。[*1] これが行き過ぎると、情報の収集に過剰な労力を費やすわりに、なかなか決断できず時間を浪費してしまいます。

どんな情報にも優劣があるものです。しかし脳は、目の前の情報の優劣を判断することなく、等しく重要だとみなす傾向があります。さらに、これ以上情報を集めてももう決断に影響がないという状況でも、なお情報を集めようと努力します。

設問のケースは、架空の病名と診断法を用いて、アンケートをとった実験です。[*2] 冷静に考えてみましょう。ＥＴスキャンの結果は、実は、診断には何の影響も与えません。[※注] しかし、多くの人がＥＴスキャンを受けようとします。

企業戦略に乗せられた過剰診断は、医療費の増加につながりますので注意が必要です。

脳は、知ったからといって何の意味もない情報でも、なぜか知りたくなります。

——去年の受験生なのに今年のセンター試験の出題が気になる
——メールを送信した直後に読み返す
——芸能ニュースを見たり読んだりする

などが良い例です。

割ってしまったコップの破片を、つい拾って継ぎ合わせてみるという行動にも、似た心理が働いています。

「情報バイアス（Information Bias）」

1. Omodei M, Elliott G, Clancy JM, Wearing AJ, McLennan J. More is better? A bias toward overuse of resources in naturalistic decision-making settings. In Montgomery H, Lipshitz R, Brehmer B. How professionals make decisions. Lawrence Erlbaum Associates, 2005
2. Baron J. Thinking and Deciding. Cambridge University Press, 1988.

注：グロボーマでない確率は20％です。この場合はETスキャンを受ければ、10％で陽性、10％で陰性となり、ポピチスかフラペミアの診断に決着がつきます。しかし、グロボーマである確率が80％なのですから、この場合は40％が陽性、40％が陰性と出ます。結局、ETスキャンを受けたところで、陽性50％（＝40％＋10％）、陰性50％（＝40％＋10％）と結果が出るだけで、どの病気であるかは特定できずに無駄に終わります。

ケース20
愛をとるか、金をとるか

「愛」の力と「金」の力は、どちらが強いでしょうか。街頭でアンケートをとりました。

過半数から「そう思う」と同意を得たのは、次のどちらの質問をした場合でしょうか。

①古くから「愛の力は金に勝る」と言われますが、そう思いますか
②古くから「金の力は愛に勝る」と言われますが、そう思いますか

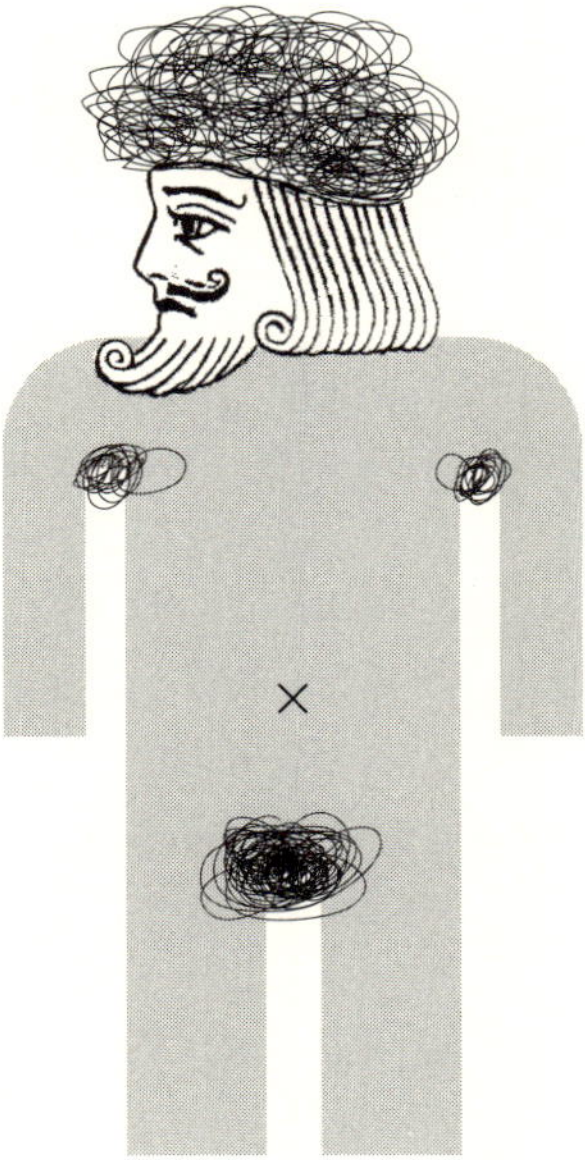

誰も知らない。

答え　①も②も過半数を得る

人を評価するときには最近の会話や行動から判断し、レストランを評価するときには最近食べた料理から判断することが多いでしょう。直近の記憶ほど新鮮でよく覚えているからです。

脳の判断は思い出しやすさに影響されます。脳裏に浮かびやすい情報は「これほど簡単に実例が思い出せるのだから、その通りだろう」と確信が強まります。設問のケースでは、質問①も質問②も「あるある」「言われてみればたしかに」と、具体的な例が思い当たります。ですから、どちらの質問でも、確信をもって「正しい」と賛同を得やすいのです。

――二度あることは三度ある　vs　三度目の正直
――渡る世間に鬼はなし　vs　人を見たら泥棒と思え

など、相互に矛盾することわざが多くあるのも同じ理由によります。

もちろん、思い浮かべやすいからといって正しいとは限りません。たとえば「Rで始まる英単語」と「3文字目がRの英単語」はどちらが多いかと問うと、多くは前者だと答えます。簡単に例が思い出せるからです。実際には後者が多いのです。*1

「利用可能性ヒューリスティック（Availability Heuristic）」

1. Tversky A, Kahneman D. Availability: A heuristic for judging frequency and probability. Cog Psychol 5:677-695, 1973.

ケース
21
不思議な国のコイン

五円玉に糸を通して結び、そっと手で吊り下げます。手を動かさずに固定すると、五円玉は静止します。

さて、この五円玉を、「念力」で動かしてください。頭の中で、五円玉が振り子のように左右に揺れている様子を、強くイメージするのです。ただし、手は動かさないでください。どちらの人が多いでしょうか。

① 五円玉が動き始める

② 五円玉は静止したまま

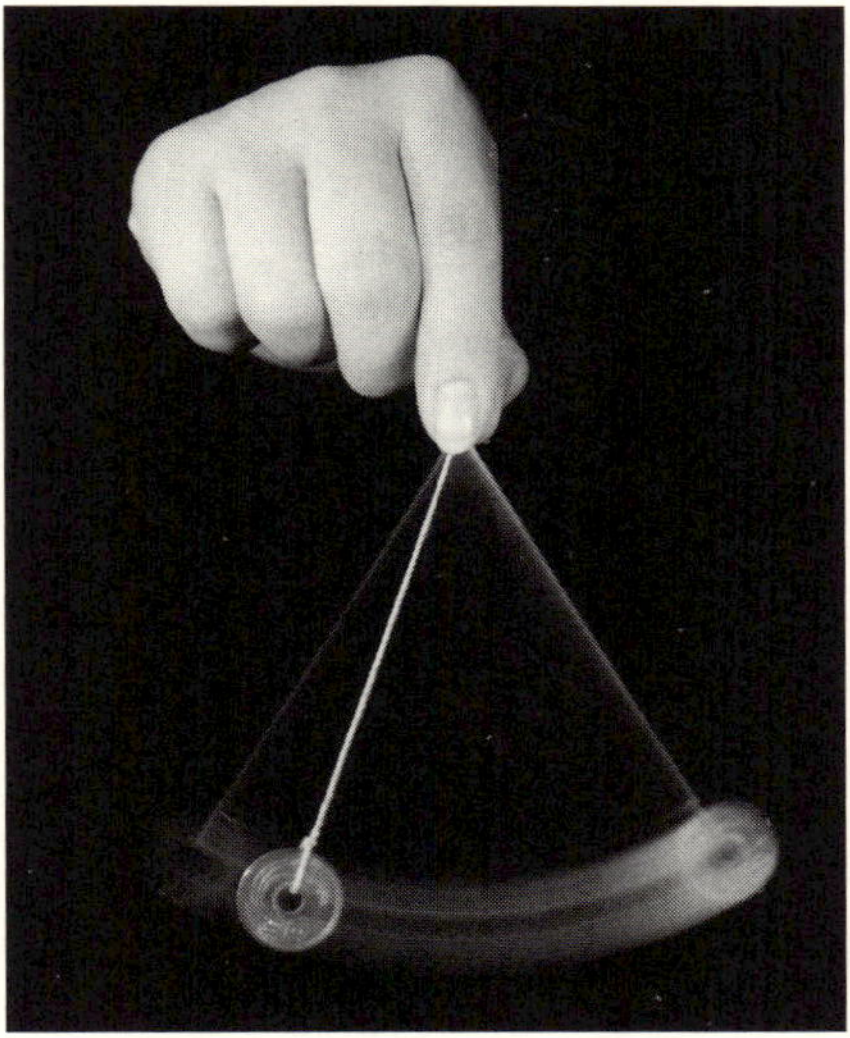

その気になる。

答え　① 五円玉が動き始める

念じれば叶います。実際に試してください。本当に五円玉が動き始めるでしょう。

この現象は「観念運動」と呼ばれ[*1]、かつては降霊術や超常現象など、オカルト視されることもありました。今では精密な計測から、本人が気づかないほどわずかに筋肉を動かして五円玉を揺らしていることがわかっています[*2]。

強く念じると、その通りに身体が準備し、実行に移すのです。子供の頃にクラスメートと興じた「コックリさん」や、中世ヨーロッパ時代から知られていた「テーブルターニング」も、この一種です。「スプーン曲げ」などの奇術も、自己暗示による観念運動で説明を試みる専門家もいます[*3]。

身近なところでは、

――運転初心者の隣に座っていると、ついブレーキを踏むように足が動いてしまう

——ボクシングの中継に熱中していると、つい右拳が動いてしまうなどの例が挙げられます。

逆の現象もあります。身体運動から心への働きかけです。たとえば計算です。意識にはのぼりませんが、足し算をするときには視線を右に、引き算するときには視線を左に動かす脳回路が活性化しています。[*4] 算数の授業で加減算を数直線で習ったからでしょう。かつては足し算をするときには、実際に視線が右に動いていたはずです。大人になった今でも、身体運動をイメージすることを通じて暗算を実行しているのです。

このように身体の運動と心は密接で、表裏一体の関係にあります。

「観念運動（Ideomotor）」

1. Carpenter WB. On the influence of suggestion in modifying and directing muscular movement, independently of volition. Proc Royal Instit Gr Br 1:147-153, 1852.
2. Hyman R. The Mischief-Making of Ideomotor Action. Sci Rev Alt Med, Fall-winter issue, 1999.
3. Nickell J. The Science of Ghosts: Searching for Spirits of the Dead, 2012.
4. Knops A, Thirion B, Hubbard EM, Michel V, Dehaene S. Recruitment of an area involved in eye movements during mental arithmetic. Science 324:1583-1585, 2009.

ケース22 ココロのゲリラ豪雨

突然に雨が降り出しました。
職場の傘立てを見たら、なんと、いつもの私のビニール傘がありません。
このとき、どちらの推測をする人が多いでしょうか。

① 誰かが持って行ったかな
② どこかに置き忘れたかな

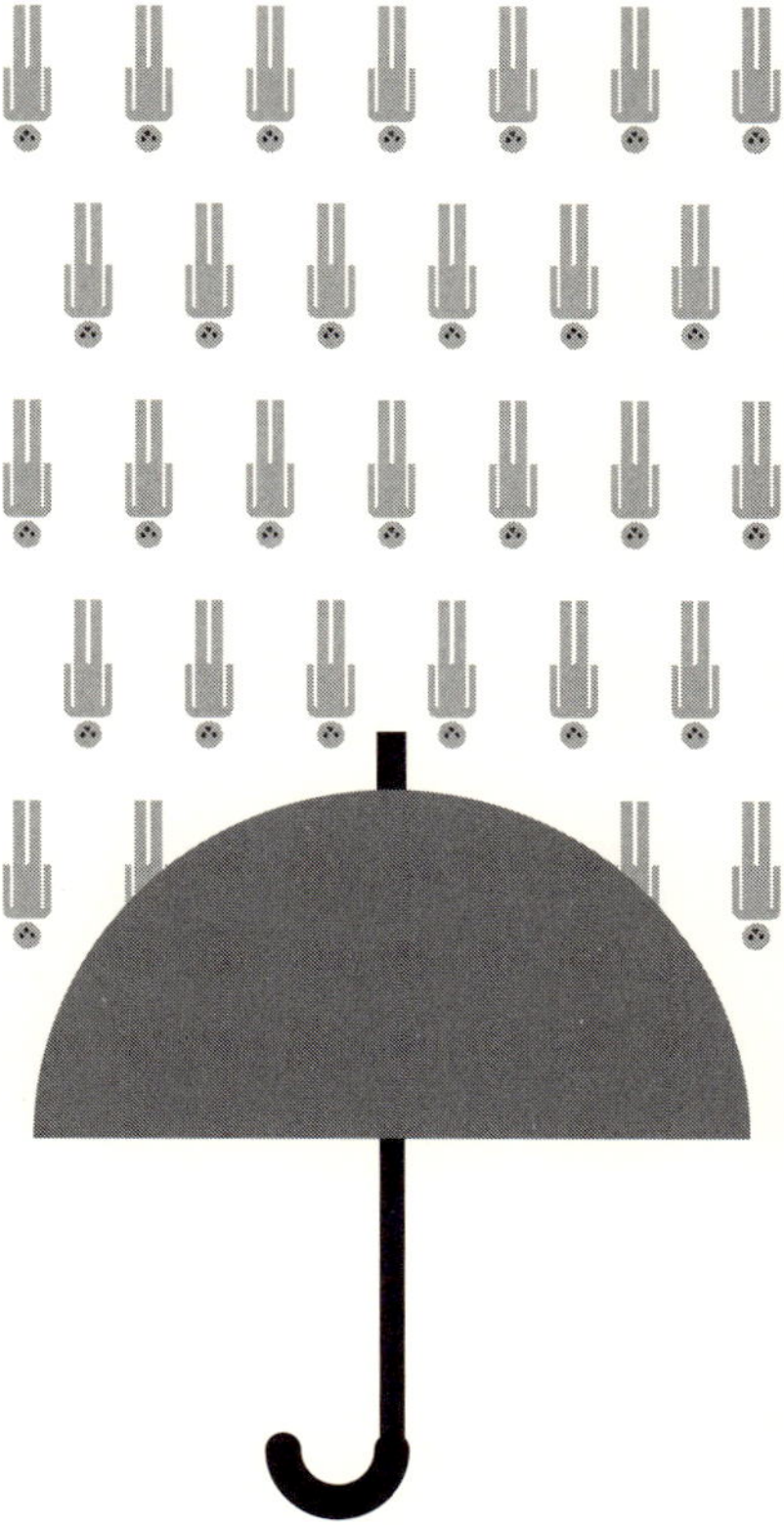

疑心暗鬼。

答え　①誰かが持って行ったかな

責任は自分でなく、他人にあると考えたほうがストレスが少なくてすみます。置き忘れたと感じるより先に、盗まれたと直感する人が多いはずです。

脳は、成功を「自分の手柄だ」と思い、失敗を「他人のせいだ」「不可抗力だった」と解釈します。[*1] 次の例を見れば、思い当たるでしょう。[*2]

――人がやらないのは怠慢だから
　　自分がやらないのは忙しいから
――人が出世したのは運がよかったから
　　自分が出世したのは頑張ったから
――人が時間をかけるのは要領が悪いから
　　自分が時間をかけるのは丹念だから
――人が上司に受けがいいのはおべっか使いだから
　　自分が上司に受けがいいのは協力的だから

――人が仕事ができないのは才能がないから
　　自分が仕事ができないのは上司がアホだから
――人がテストに失敗したのは努力不足だから
　　自分がテストに失敗したのは問題が難しかったから
――人が言われていないことをやるのはでしゃばりだから
　　自分が言われていないことをやるのは積極的だから

脳は自尊心を保つために、知らぬ間に心地よい理由を創作します。

――この本が不評だったら世間の理解力がないから
　　好評だったら著者のセンスがいいから
　　（すみません、ホントは出版社や書店のおかげです）

「自己奉仕バイアス（Self-serving Bias）」

1. Miller DT, Ross M. Self-serving biases in the attribution of causality: Fact or fiction? Psychol Bull 82:213-225, 1975.
2. Maxwell JC. Be a People Person, Cook Communications. Chariot-Victor Books, 1989.

ケース
23
最近ノってるかい

プロ野球の個人成績を解析しました。

どんな選手にも好不調の波があります。乗っているときには何試合も連続でヒットを打つことがあります。

チームに絶好調の選手がいると、周囲にどんな影響を及ぼすでしょうか。

30試合連続ヒットをしている選手が同じチーム内にいるときの他の選手の成績を集計した結果、平均打率は普段に比べてどうだったでしょうか。

①打率は上がる
②打率は変わらない
③打率は下がる

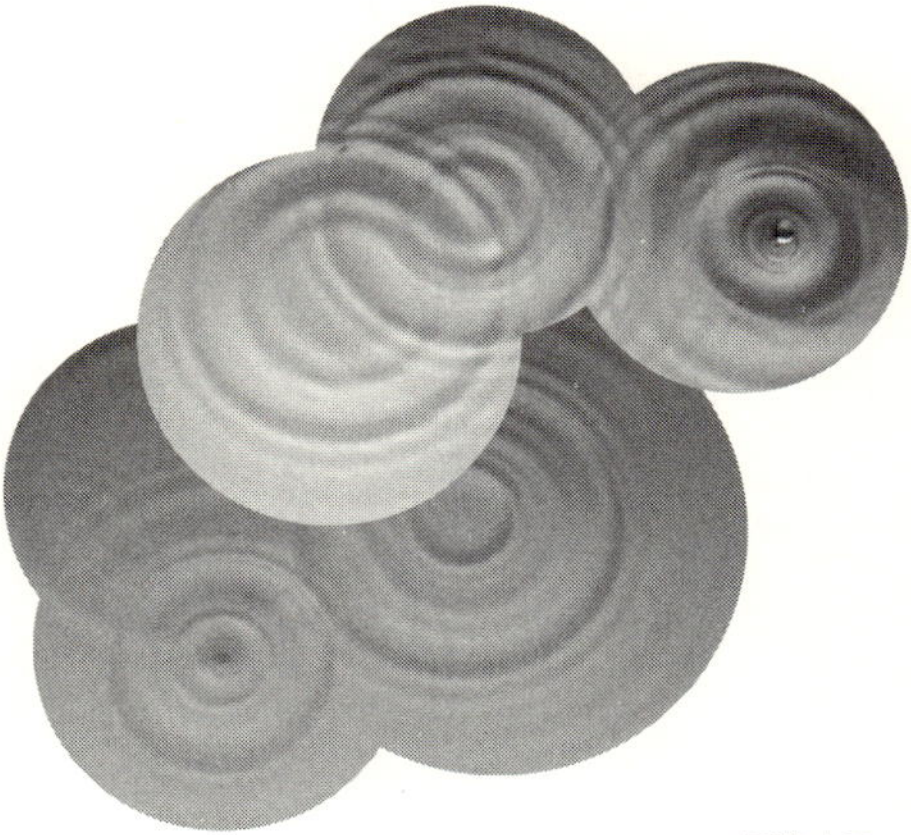

干渉する。

答え　① 打率は上がる

好調不調は自分だけの問題ではありません。好調な選手がいると、周囲の成績も上がることが知られています。「伝染効果」です。[*1]

ただし、このデータの解釈には注意が必要です。なぜなら、絶好調の選手に引っぱられて周囲の成績が上がったのか、チームの雰囲気がよい状態だから絶好調の選手を生み出したのかがわからないからです。

ですから、周囲に絶好調の人がいたら、嫉妬したり足を引っぱったりせず、その人から「ご利益《りやく》」をもらうべく、好調が続くようにサポートする。逆に、もし自分が好調になったら、決して驕《おご》らず、チームの雰囲気に感謝する。そうした相互の謙虚さが、チームの真の実力として結実することでしょう。

なお、ここには好不調の波が本物かどうかを見極められるかという別の問題も存在します。これについてはケース27「勝利への脱出」をご覧ください。

「伝染効果 (Contagious Effect)」

1. Bock JR, Maewal A, Gough DA. Hitting is contagious in baseball: Evidence from long hitting streaks. PLOS One 7:e51367, 2012.

ケース
24
真面目な人

待ち合わせしても決して遅刻しない、時間を厳守する男子学生がいます。
彼は次のどれに当てはまると考える人が多いでしょうか。

① 授業の出席率が高く、部屋を綺麗に掃除している
② 授業をサボりがちで、部屋は散らかっている
③ どちらでもない

答え　①授業の出席率が高く、部屋を綺麗に掃除している

（正しい解答は③です）

脳は、他人の行動や言動を、その人の性格に由来すると捉える傾向があります。時間を厳守するのも、つい「真面目で几帳面な性格だから」と考えてしまいます。しかし、多数の学生への調査の結果、時間を厳守するかどうかと、授業の出席率や部屋の綺麗さには、相関がないことがわかっています。[*1] つまり、事実としては選択肢③が正しいのです。

しかし、この判断癖は強烈で、明らかに外的な影響を受けての行動であっても、「あの人はそういう人だから」と、性格に結びつけて考える傾向があります。たとえば、誰かが不可抗力で花瓶を落として割ってしまった場合でも、「不注意な人だな」と感じがちです。

ところが不思議なことに、自分が花瓶を割ってしまった場合は「私は不注意だ」とは考えず、「机の端にあったから」と責任を転嫁します。

つまり、他人の発言や行動は当人の内的要因に帰属させる一方で、自分については外的要因に帰属させる傾向があるのです。[*2]

「根本的な帰属の誤り（Fundamental Attribution Error）」

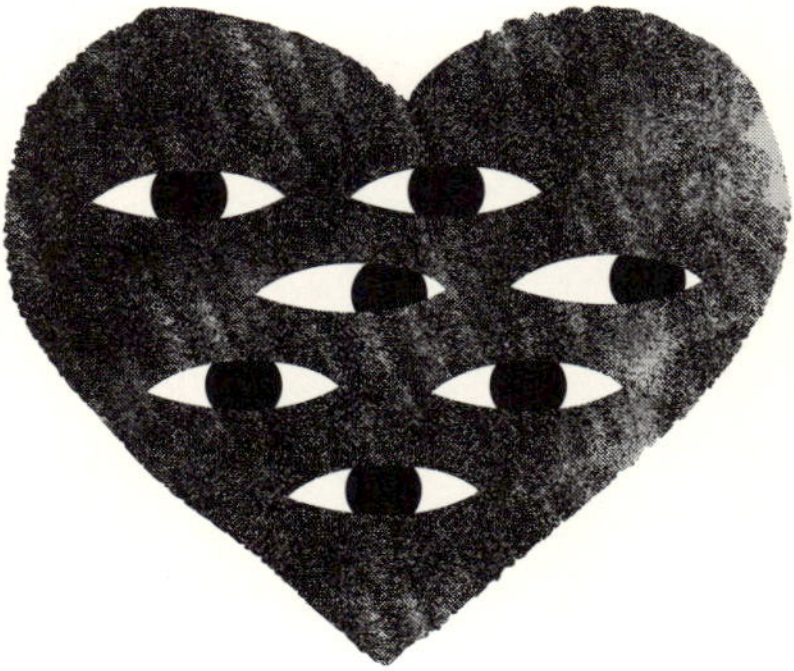

1. Mischel W, Peake PK. Beyond deja vu in the search for cross-situational consistency. Psychol Rev 89:730-755, 1982.
2. Jones EE, Nisbett RE. The actor and the observer: Divergent perceptions of the causes of behavior. General Learning Press, 1971.

ケース25

こだわりの店

醤油ラーメンが食べたくなりました。たまたま向かいに繁盛《はんじょう》しているラーメン屋があります。さっそく行列に並びました。

ところが、その店は塩ラーメンで有名なのでしょうか。周りの客たちは塩ラーメンを注文しています。

このとき、どちらの行動をとる人が多いでしょうか。

①当初の希望通り醤油ラーメンを注文する

②看板メニューの塩ラーメンを注文する

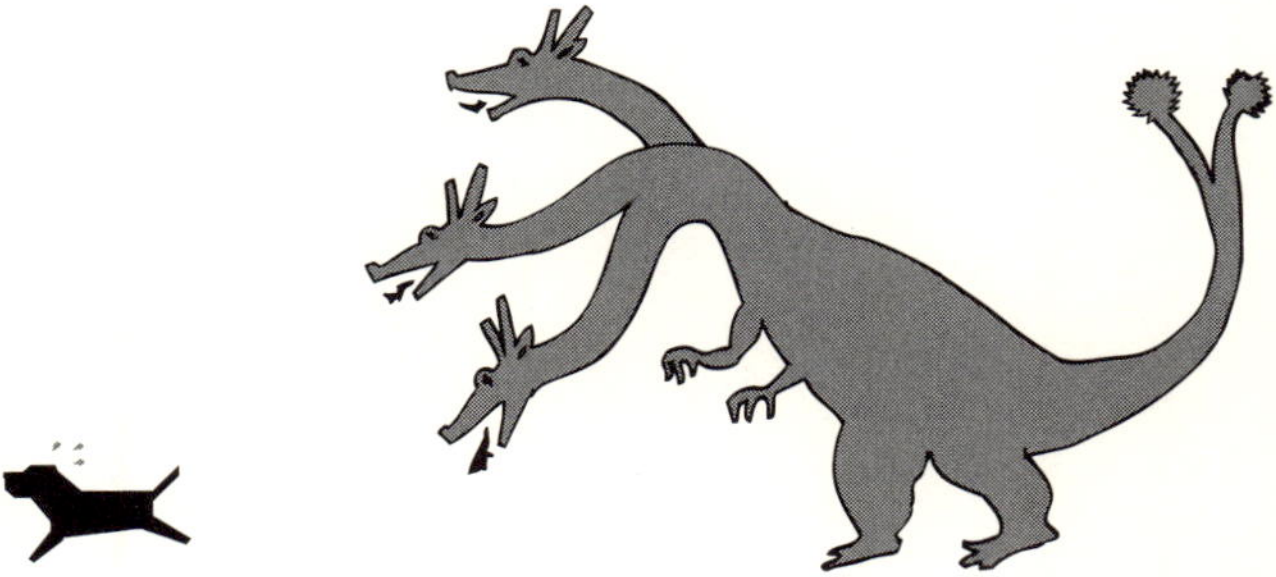

“みんな”が見ている。

答え　②看板メニューの塩ラーメンを注文する

人は周囲の意見に流されがちです。[*1] よほど醤油ラーメンを欲していなければ、周囲の雰囲気に負けて、塩ラーメンを注文してしまうことでしょう。

みんながそうするから、みんながそう言うから——これを「同調圧力（社会的圧力）」と言います。同調圧力はブームやベストセラーの原動力となるだけでなく、株価暴落や社会的パニックにも潜む根深い原理です。

たとえば、当初は個々の考えに適度にばらつきがあり、平均すれば中庸《ちゅうよう》だった意見が、グループで討論すると賛成か反対のどちらかに偏《かたよ》るという、いわゆる「集団極性化現象」も同調圧力から生じます。[*2] しかも、会議に参加したメンバーは「みんなで決めたのだから公平で正しい意見だ」と思い込んでいるのが面白いところです。

ところで、「最近友達がみんな結婚しちゃう」「みんなもっとお小遣いもらってるよ」と表現するときの「みんな」とは具体的に何人でしょうか。調べてみるとわかります。答えは3人以上です。

3人以上になると、「誰それが」という個々の具体性が薄れ、「みんな」という抽象対象へと変化します。

類似した表現に「いつも遅刻する」「どこにでも売っている」があります。ときには「みんないつもありがとう」という合わせ技も使われます。

「バンドワゴン効果（Bandwagon Effect）」

1. Leibenstein H. Bandwagon, snob, and veblen effects in the theory of consumers' demand. Quart J Econ 64:183-207, 1950.
2. Asch SE. Effects of group pressure upon the modification and distortion of judgements. In Guetzkow H, ed., Groups, Leadership and Men. Carnegie Press 177-190, 1951.

ケース 26

罪と罰

頭の中に1から10までの数字を一つ思い浮かべてください。きちんと思い浮かべたでしょうか。

思い浮かべた数字が、もし偶数だったら５００円差し上げます。さて、あなたが考えた数字はいくつですか？

本当は奇数を思い浮かべたのに、ウソをついて偶数を答える人がいるかもしれません。

こうした状況で、できるかぎりウソをつかれないようにするには、次のどちらの言い方がよいでしょうか。

①ウソをつかないでね
②ウソつきにならないでね

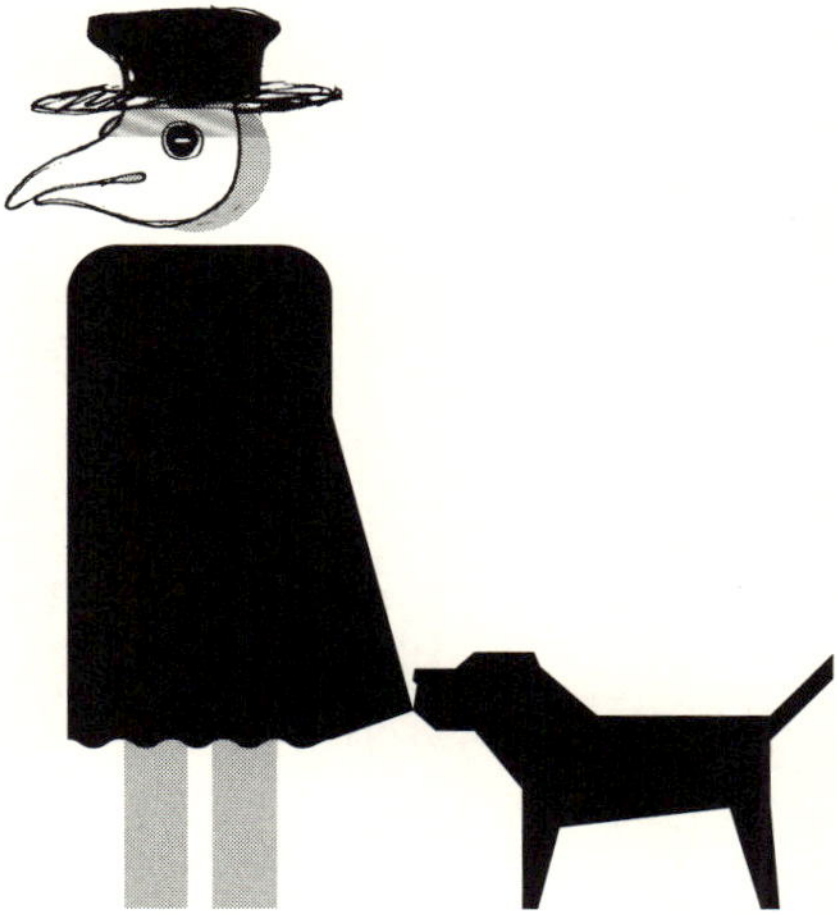
脱げない仮面。

答え　②ウソつきにならないでね

この現象は犯罪心理学の研究からわかってきました。そもそも犯罪者はなぜ罪を犯すのでしょうか。好んで犯罪に手を染める人は少なく、止《や》むに止まれず悪事に走ってしまうことが普通です。

このとき「自分は本当は善良な人間だが、今回ばかりは特別だ」と自分の心に蓋《ふた》をしています。つまり、「本来の人格」と「実際の行動」は別であるとするわけです。

設問を見てみましょう。選択肢①は「行動（○○すること）」を否定しますが、選択肢②は「人格（○○であること）」を否定します。脳は「一回の過《あやま》ち」を否定されるより、「人間としての本質」を否定されることに抵抗を感じます。

実験によれば、選択肢①では約30％の人がウソの申告をしましたが、選択肢②ではウソをつく人はほぼいませんでした。[*1]

選挙でも、「投票することは大切です」というよりも、「有権者として振る舞うことは大切です」と諭《さと》すと、投票率がアップします。[*2]

「怠けないで」より「怠け者にならないで」、「私の状況を理解してください」より「私のよい理解者になってください」、「泣かないで」より「泣き虫にならないで」などなど、多くの場面で応用できそうです。

「人格同一性効果（Personal Identity Effect）」

1. Bryan CJ, Adams GS, Monin B. When cheating would make you a cheater: Implicating the self prevents unethical behavior. J Exp Psychol Gen 142:1001-1005, 2013.
2. Bryan CJ, Walton GM, Rogers T, Dweck CS. Motivating voter turnout by invoking the self. Proc Natl Acad Sci USA 108:12653-12656, 2011.

ケース27

勝利への脱出

スポーツ少年団の野球チームが交流試合をしました。全20試合の勝敗は、試合順に次のようになりました。

○×××○××××○×○○×○○×○　（○＝勝、×＝負）

さて、この結果からどんなことを想像する人が多いでしょうか。

① とくにない
② しりあがりに調子を上げた

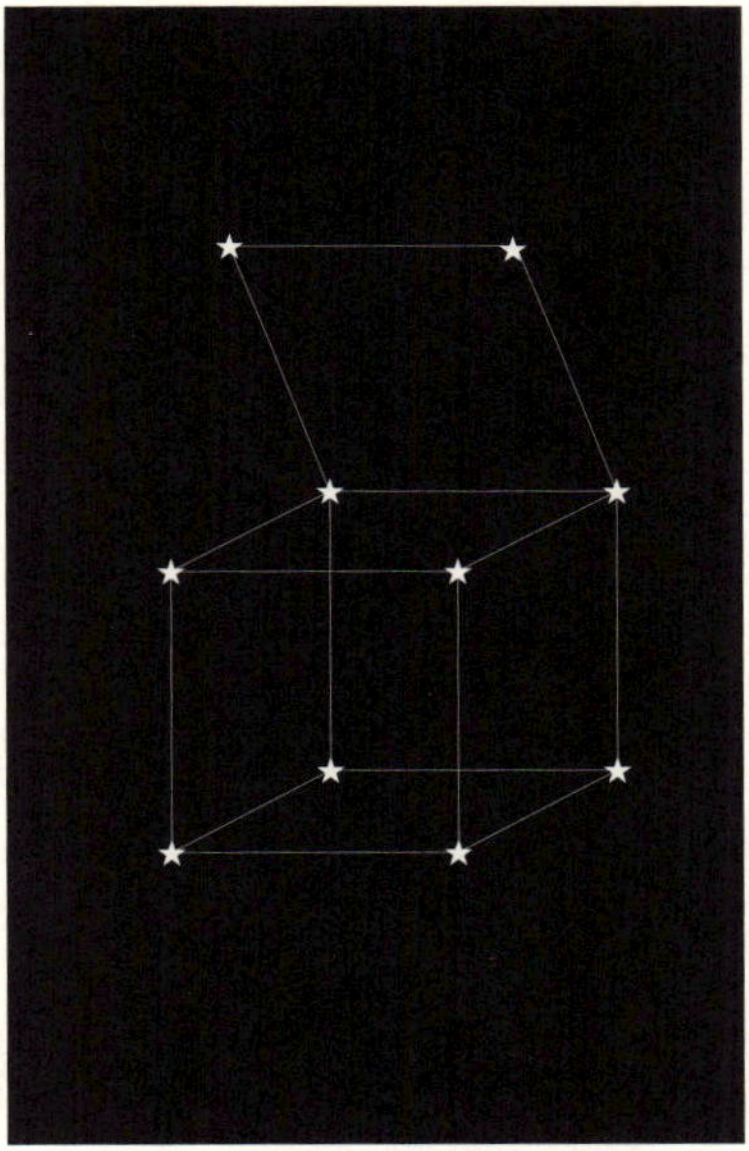

ものの見え方、眼差しの力。

答え　②しりあがりに調子を上げた（正しい解答は①です）

この○と×は擬似《ぎじ》的に作成した記号の並びです。つまり、生成率50％の乱数表によって作られたランダム列です。

しかし、多くの人は「なんらかの法則」を見出してしまいます。とくに、同じものが連続している箇所（クラスター）に注意がいく傾向があります。これを「クラスター錯覚」と呼びます。[*1]

脳はなぜか秩序を好みます。無秩序であることを認めるのは勇気のいることです。ついでに、ストーリーも大好きです――「前半は負けが込んだが、後半は挽回した。頑張ったね！」。即席で説明を試みる無責任さが脳の特徴です。

バスケットボールを観戦していると、試合には「流れ」があって、シュートが決まりやすい「ノっている時間帯」と、そうでない「我慢の時間帯」があるような気がします。しかし、実際の試合データを統計的に解析した結果、シュートの成功と失敗の順列は、ランダムと区別がつかないことがわかっています。[*2]

「クラスター錯覚（Clustering Illusion）」

1. Gilovich T. How We Know What Isn't So: The Fallibility of Human Reason in Everyday Life. New York: The Free Press, 1991.
2. Gilovich T, Robert Vallone R, Tversky A. The hot hand in basketball: On the misperception of random sequences. Cog Psychol 17:295-314, 1985.

ケース 28

食にこだわる

レストランが二つあります。一つは自宅の隣、もう一つは車で15分ほどのところです。

料理の美味しさを尋ねると、どの回答が多いでしょう。なお本人は、二つのレストランがチェーン店で、実は同じ料理を出していることを知りません。

① どちらも同じ美味しさに感じる
② 近所のほうが美味しいと感じる
③ 遠方のほうが美味しいと感じる

答え　③ 遠方のほうが美味しいと感じる

脳は自分のとった行動から、自分の心理状況を推測します。設問の状況では、「わざわざ遠くまで食べに行くくらいだから美味しいはずだ」と、自分の努力を正当化します。

この現象は日常の多くの場面で見られます。

たとえば、給料は高いほうがよいとは限りません。なぜなら「安い給料で働いている」→「もし仕事がイヤならこんな安月給で頑張るはずがない」→「なるほど！　仕事が面白いのだ」と無意識のうちに推測を進めることで、心理状態が変化し、仕事への愛着が増すからです。[*1]

——自分で買ったものは、無料でもらったり借りたりしたものよりも楽しめます。

——厳しい試験を受けて入った組織には愛着がわきます。

——苦労しても手に入らなかったら、「とくに欲しくはなかった」と評価を下げます。

——本書を119ページまで読み進めてきた読者は、「ここまで放り出さずに読んできたということは、この本は面白いのだ」と評価を高めます。

こうして自分の行動に沿うように、無意識のうちに心の内面を書き換えるのです。

この現象は、恋愛テクニックにも応用できます。好きな相手には、つい手伝ってあげたくなるものですが、本当は逆です。手伝ってもらうほうが効果的なのです。なぜなら相手の心には次のような変化が生じるからです。

「こんなに手伝っている」→「嫌いな人を手伝うはずがない」→「なるほど、この人を好きなのだ！」

「認知的不協和（Cognitive Dissonance）」

1. Festinger L. A theory of cognitive dissonance. Stanford University Press, 1957.

ケース
29

我が生涯の最悪の年

1万人に1人の割合で感染する危険な病気があります。

ある製薬会社が「信頼性99％」という高い検出力を誇る診断法を開発しました。病気に感染していたら99％の確率で陽性と出て、逆に、間違って陽性と出るエラー率もわずか1％であるというすぐれた検査法です。

早速、この検査を行ったところ、なんと、「陽性」と出てしまいました。

この場合、次のどちらの反応を示す人が多いでしょう。

① 落胆する
② 陰性の可能性もあると開き直る

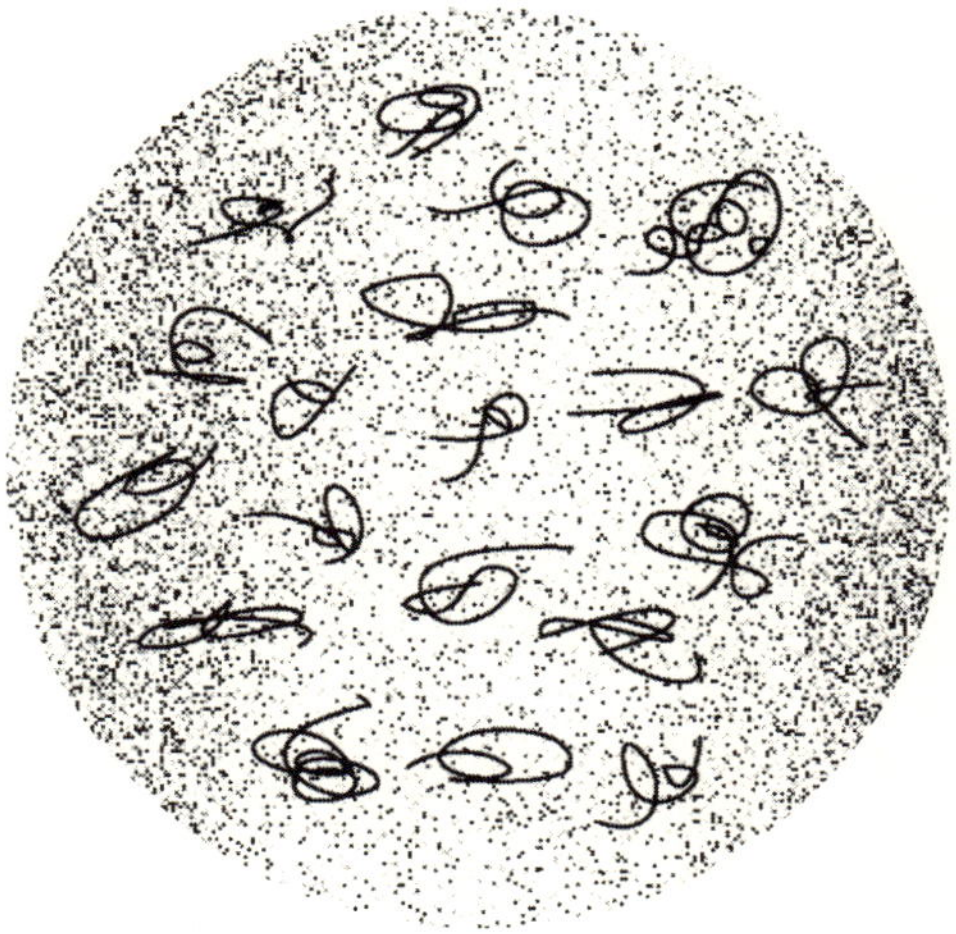

何か見えるんだけど。

答え　①落胆する（正しい判断は②です）

そんな確度の高い診断法で「陽性」と出たとなれば、落ち込むのが普通でしょう。しかし、数学的には正しくありません。「AがBである確率」が99％だとしても、「BならばAである確率」も99％とは限らないからです。

脳は数字を扱うのは得意ではありません。「個別の情報」に比べて、「全体の情報（基準率）」を無視しがちです。[*1] 設問のポイントは「1万人に1人の割合で感染」という情報です。

次のように考えてみましょう。1万人に1人ということは、100万人いたら100人の感染者がいることになります。信頼性が99％ですから、この100人のうち99人は陽性と判定されます。

ここで忘れてはならないことは、100万人のうち感染していない人は99万9900人もいるということです。この非感染者の1％もまた「陽性」と誤って判定されてしまいます。つまり、9999人は、本当は感染していないのに陽性と出ます。

ですから、100万の人を診断すると、99人+9999人で、全10098人が陽性となります。

しかし、10098人のうち「本当に感染している患者」は99人しかいませんから、「陽性」と診断されても、実際に感染している確率は1%にも満たないのです。

この場合は、仮に検査で陽性と診断されても、「いやいや、まだ99%の確率で陰性だ」と、前向きに考えるのが正しいのです。

こうした錯覚は、「カロリー99%カット」「一等賞10億円」「死亡率90%」など、印象深い数値があると生じやすくなります。

「基準率錯誤(Base Rate Fallacy)」

1. Bar-Hillel M. The base-rate fallacy in probability judgments. Acta Psychol 44:211-233, 1980.

ケース30

赤と黒

1万円が当たるクジ引きです。ボールが90個入った箱から一つを引いてもらいます。

90個のうち30個は赤色であることがわかっています。残りの60個は黄色か黒色のどちらかですが、黄と黒の比はわかりません。すべて黒ボールかもしれませんし、黒ボールはまったくないかもしれません。

この場合、どちらのルールのクジ引きを選ぶ人が多いでしょうか。

① 赤ボールが出たら1万円もらえる

② 黒ボールが出たら1万円もらえる

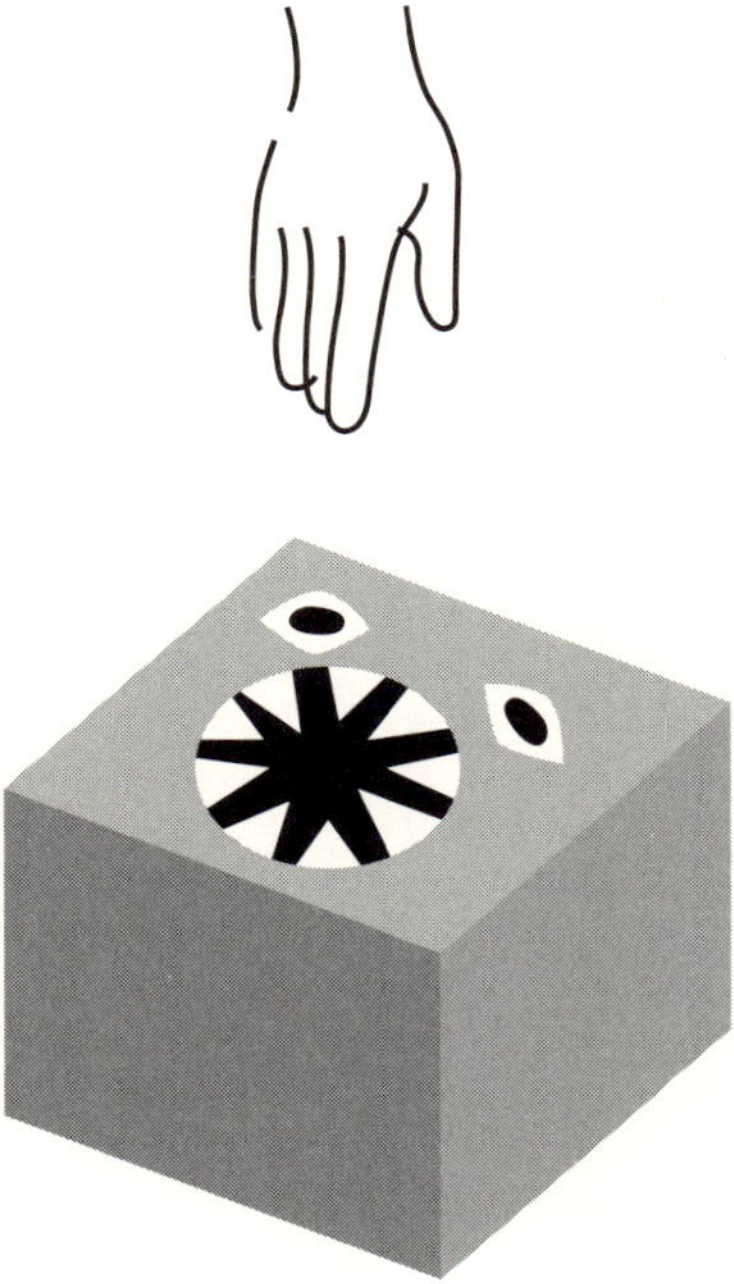

あるかもしれない、ないかもしれない。

答え　①赤ボールが出たら1万円もらえる（正しくは①も②も同確率です）

赤ボールが出る確率は、90個中30個ですから、3分の1です。3回に1回は1万円が当たる計算です。

一方、黒ボールが出る確率もちょうど3分の1になります。不思議な感じもしますが、よく考えるとわかります。

黄と黒の比率が不明である以上、黒ボールが40個である可能性も20個である可能性もあるわけで、その可能性すべてを均《なら》せば、黄と黒の分布は等しくなります。結局、黒ボールが出る確率は（比率の情報がない現状では）3分の1です。

つまり、例題のどちらのルールを選択しても、1万円が当たる確率は同じです。

ところが、脳は確率がわからない選択肢を嫌います。[*1] 曖昧《あいまい》であることが不快なのです。だからルール②を選ぶことに躊躇《ちゆうちよ》します。

現実の世界は不確定なことばかりです。明日さえ予測できません。そんな中、少しでも確実なことに目を向けたくなるのが心情なのでしょう。

「曖昧性効果（Ambiguity Effect）」

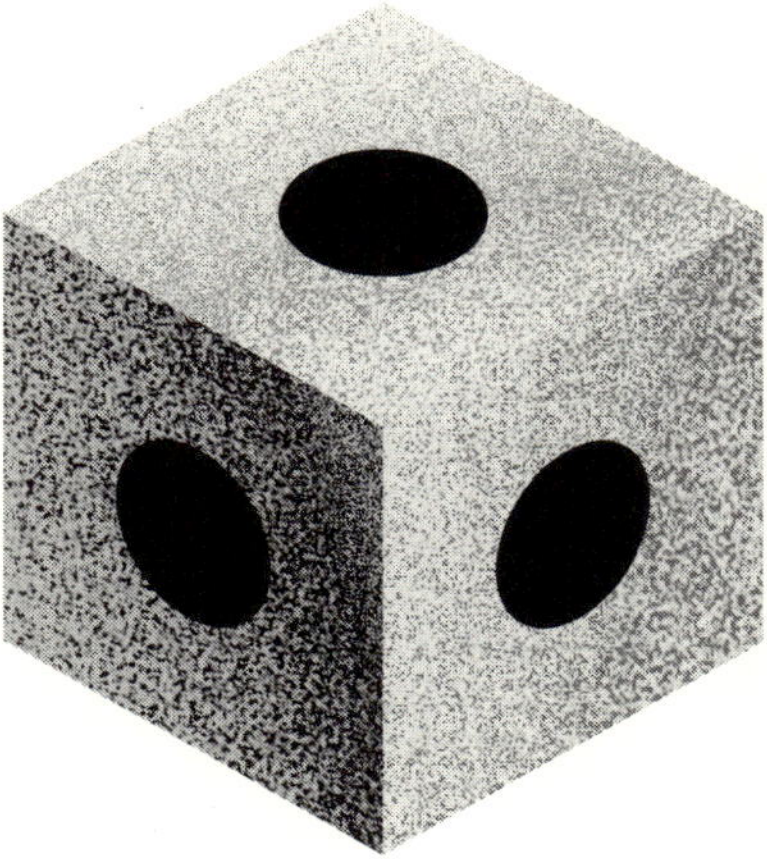

1. Ellsberg D. Risk, ambiguity, and the savege axioms. Quart J Econ 75:643-699, 1961.

ケース
31
大いなる遺産

血縁関係者が亡くなり、突如、莫大な遺産を手にすることになりました。一生かけても使い切れないほどの額です。直後にチャリティー団体の代表が、あなたに幾らかの寄付をしてほしいと要求してきます。

そんな仮想状況を設定すると、「喜んで寄付をする」と答える人が多いものです。

では別の場面を考えましょう。財産を相続したのが自分でなく、知人だったとします。同じ質問をすると、やはり「きっと知人は寄付をするだろう」と答えることが知られています。

さて、寄付について、この二つの質問のどちらか一方を行った後に、算数のテストを行いました。どちらのほうがカンニングが多かったでしょうか。

①自分が相続した金から寄付すると答えた後
②知人が相続した金から寄付すると答えた後

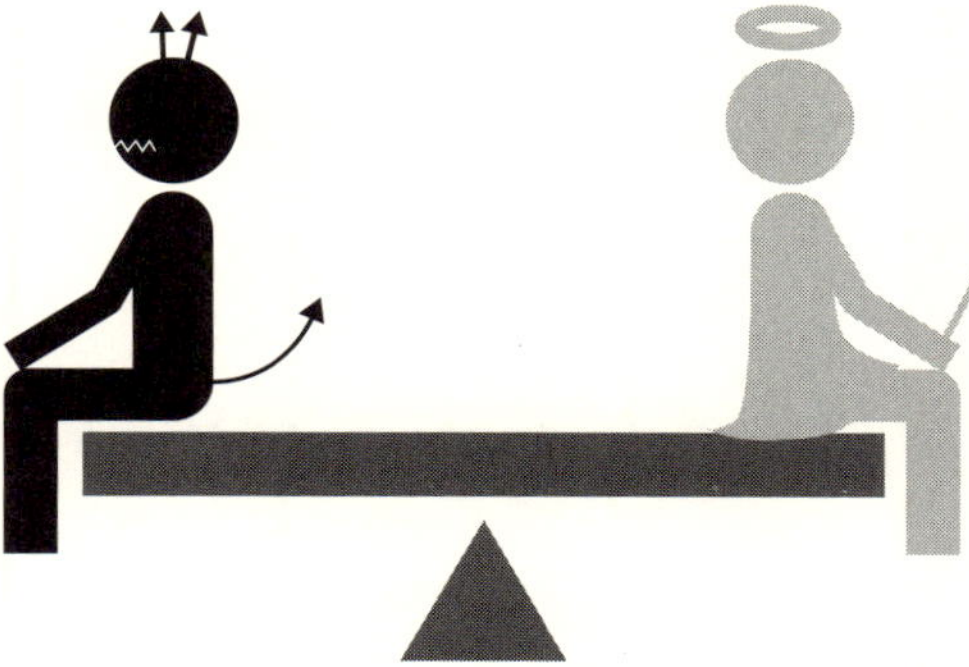

天使と悪魔。

答え　①自分が相続した金から寄付すると答えた後

脳は自分をモラルのあるタイプの人間であると自認すると、それを埋め合わせするかのように反モラル的行動を正当化します。だから良い行動をとった後は、「次は少しくらいよいだろう」とモラルに欠ける行動をとる確率が高まるのです。

設問のケースも同様です。とくに、たまたま解答が見えてしまった場合には、堂々とカンニングをする率が、自分が寄付すると答えた後では30％も増えました。[*1]

似たような「善行後の愚行」は日常的に散見されます。

――週末にたっぷりと家族サービスした後は、翌週つい遅くまで飲んで帰宅してしまいます。

――環境に優しいエコ商品を買った後は、つい利己的に振る舞いがちです。[*2]

――カロリーゼロのダイエット炭酸飲料に合わせて、つい甘いケーキを注文してしまいます。

いつも忍耐強い人が、何かのきっかけで驚くほど激怒したりするのも、同じ心理が働いているのかもしれません。

なお、この現象は、アメリカの企業で、黒人女性を採用した後に、非黒人系の男性を採用する傾向があることから発見されました。[*3]

「モラル正当化効果（Moral Credential Effect）」

1. Brown RP, Tamborski M, Wang X, Barnes CD, Mumford MD, Connelly S, Devenport LD. Moral Credentialing and the Rationalization of Misconduct. Ethics Behav 21:1-12, 2012.
2. Mazar N, Zhong CB. Do green products make us better people? Psychol Sci 21:494-498, 2010.
3. Monin B, Miller DT. Moral credentials and the expression of prejudice. J Pers Soc Psychol 81:33-43, 2001.

ケース32

副作用

2種類の殺虫剤が売られています。価格は500円と700円です。両者の違いは人間への有害性です。高価なほうが害が少ないのです。

どちらの場合が700円の殺虫剤を買う人が多いでしょう。

① 500円の殺虫剤は1000回に15回毒性が出るが、700円は1000回に10回毒性が出る

② 500円の殺虫剤は1000回に5回毒性が出るが、700円は無毒

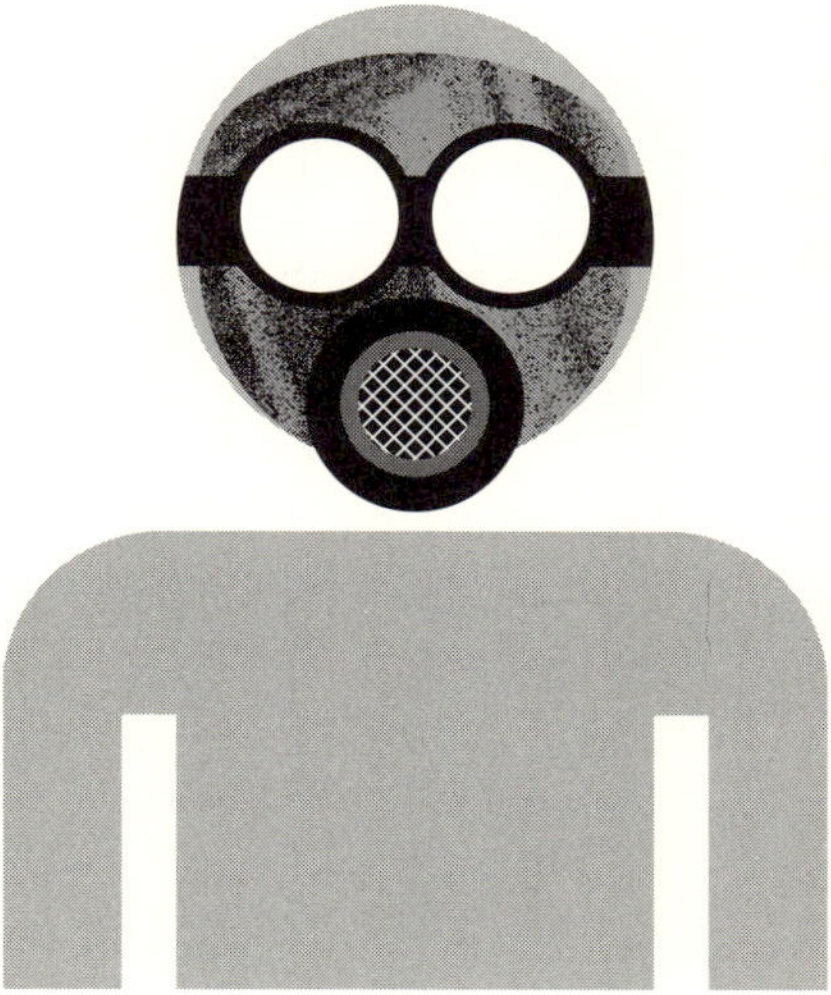

徹底する。

答え　②　500円の殺虫剤は1000回に5回毒性が出るが、700円は無毒

どちらの選択肢も「危険性が5回少ない」という意味では同じです。しかし、脳は確実性を求めます。確率が0％か100％に近いほどわかりやすく、魅力を感じます。[*1] だから、「無毒」と謳《うた》う殺虫剤に、より多くの金額を投資します。[*2]

10あるリスクを1に減らすことより、1のリスクを0にすることに躍起になり、理不尽な決断をすることは珍しくありません。これは、投資家などに目立って見られる傾向ですが、現実には、警察による犯罪防止、製薬会社による副作用対策といった大規模なものから、将棋の勝負の一手や告白のタイミングに至るまで、幅広く私たちを支配しています。

少しでも失敗する可能性がある状況だと、行動を躊躇してしまうものです。

本来ならば、「薬の副作用が1000人に1人」と「副作用ゼロ」では、実生活では気にする必要のない差です。ところが脳にとっての魅力はまるで異なります。

脳は「カロリーゼロ」「ハズレなし」「無臭」「元金保証」など感情に訴える数字に弱いのです。

「ゼロリスクバイアス（Zero-risk Bias）」

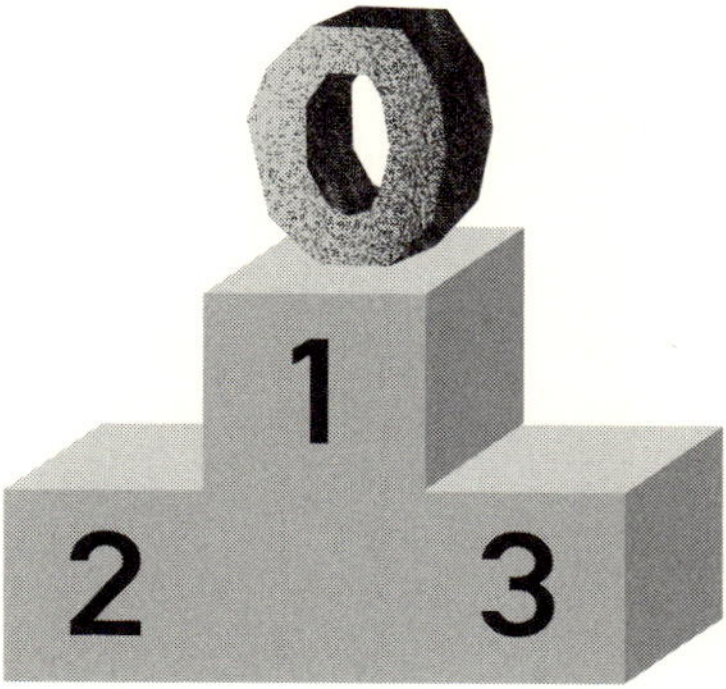

1. Kunreuther H. Managing hazardous waste: past, present and future. Risk Anal 11:19-26, 1991.
2. Viscusi WK. An investigation of the rationality of consumer valuations of multiple health risks. RAND J Eco 18:465-479, 1987.

ケース
33
損得勘定

二つの選択肢があります。どちらを選ぶ人が多いでしょうか。

①1億円もらえる
②50%の確率で2億円もらえる

では、次の場合は、どちらを選ぶ人が多いでしょうか。

③1億円損する
④50%の確率で2億円損する

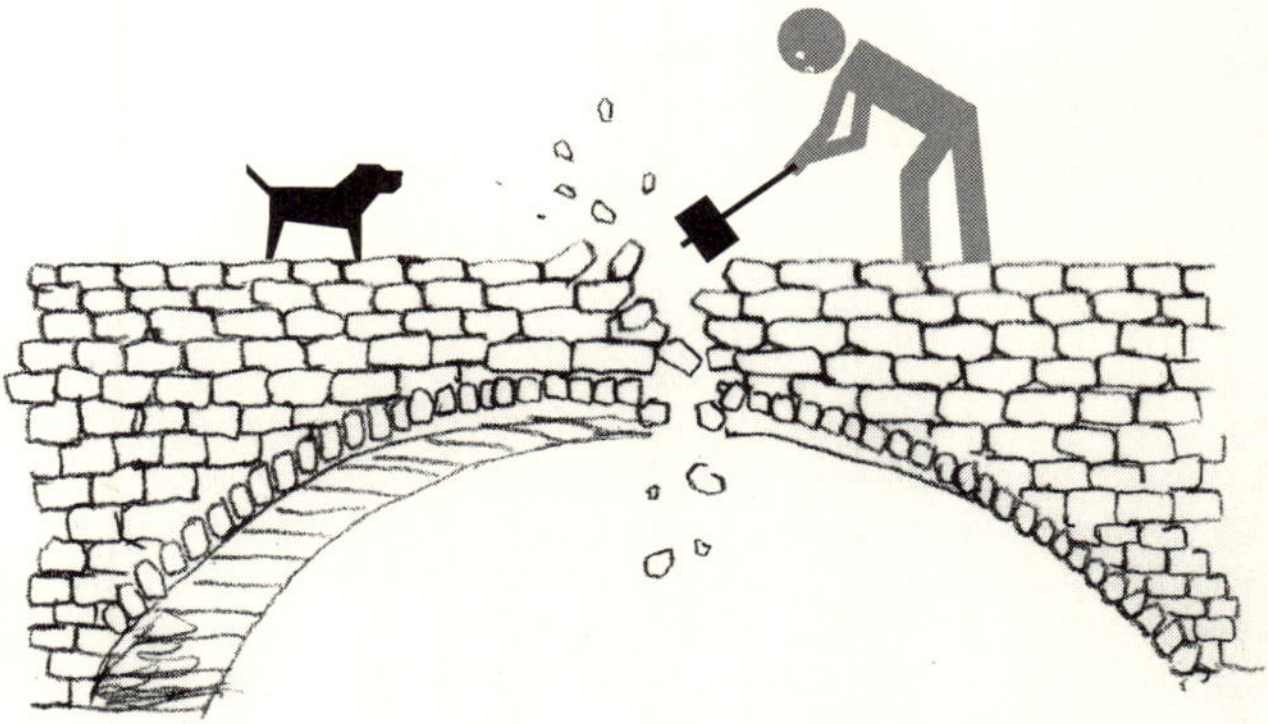

石橋をたたいて……。

答え　①　1億円もらえる
④　50％の確率で2億円損する

各選択肢は平均をとれば1億円の金額の動きですから、どちらを選んでも実質的には同じです。ところが脳はそんな冷静な判断をしません。感情に流されます。設問のケースでは、得するときは堅実に①が、損するときは「少しでも損しない可能性があるのならば」と④が選ばれます。

一般に、利益よりも損失に目が行きがちです。[*1] 飲み会で割り勘したところ「お釣りが1円余ったので」と1円もらった場合と、999円の買い物で1000円支払ったところ「1円くらいいいでしょ」とレジでお釣りをくれなかった場合(両方とも私が経験した実話です)、同じ1円であっても後者の1円に大きな価値を感じます。

金額によっても選択の傾向が変化します。たとえば、駅前の店で6000円で売られていたヘッドフォンが、徒歩10分の店で2000円で売られていることを知ったら、きっと10分歩くでしょう。でも、駅前の店で37万6000円で売られていた液晶テレビが、徒歩10分の店で37万2000円だった場合はどうでしょうか。同じ4000円の差でも、歩きたい気分はずいぶんと減ります。

設問のケースも同様です。

①100円もらえる
②50%の確率で200円もらえる

ならば、①ではなく②を選びたくなるでしょう。

「プロスペクト理論（Prospect Theory）」

1. Kahneman D, Tversky A. Prospect theory: An analysis of decision under risk. Econometrica 147:263-291, 1979.

ケース
34

買い物中の懲りない面々

先日デパートで見かけたブランド製バッグが気になっています。もう一度だけ見に行くことにしました。

次のどちらの感情になることが多いでしょう。

① 欲しいけど今は我慢しよう
② やっぱり欲しい。思い切って買ってしまおう

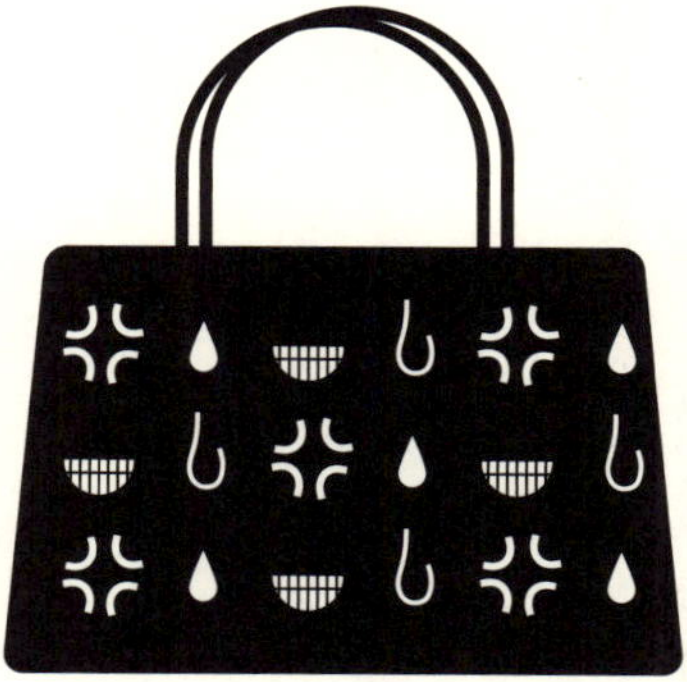

To buy, or not to buy.

答え　②やっぱり欲しい。思い切って買ってしまおう

脳は将来の自分に感情移入することができません。[*1] 冷静なときには、感情が高ぶったときの自分がどのような行動をとるのかを想像できません。逆に怒ったり興奮していたりすると、冷静なときの自分がどのように考えるかを想像できません。

設問のケースでは、節約したいのならば、そもそも見に行かないに限ります。見れば欲しくなるものです。欲しくなったときの衝動を、冷静なときに想像するのは難しいものです。

——若い男性は「喧嘩の場面になったら冷静に急所へのパンチ一発で相手を仕留めるだろう」と妄想しがちですが、実際の格闘の場面で冷静に対応できる人はほとんどいません。

——豊かな老後の愉《たの》しみや貧しい老後の切なさを、具体的に思い描くことが難しく、貯蓄を軽視しがちです。

——仲間同士で、その場のノリで決めた罰ゲームも、いざ実行に移す段階になると躊躇します。

——投資家は、市場が荒れても「自分は冷静に対処できる」と勘違いしています。

——性的に興奮したときの自分の衝動を、冷静なときには想像できません。[*2]

他人の感情についても同様です。


——ゴルフに夢中になっている人の気持ちを、ゴルフに興味のない人は理解できません。

——熱愛中の友人が抱く憧憬《しょうけい》を、現在そうでない人は理解できません。

「感情移入ギャップ（Empathy Gap）」

1. Loewenstein G. Hot-cold empathy gaps and medical decision making. Health Psychol 24:S49-S56, 2005.
2. Ariely D, Loewenstein G. The heat of the moment: The effect of sexual arousal on sexual decision making. J Behav Decis Mak 19: 87-98, 2006.

ケース
35
スピード暗算

次ページの計算式を眺めて、直感的に問いに答えてください。
より大きな数になる式は、AとBのどちらでしょうか。

① 式A
② 式B

$$A = 1 \times 1 \times 2 \times 2 \times 3 \times 4 \times 5 \times 9 \times 8 \times 7 \times 6$$

$$B = 9 \times 8 \times 7 \times 6 \times 1 \times 7 \times 5 \times 1 \times 3 \times 2 \times 1$$

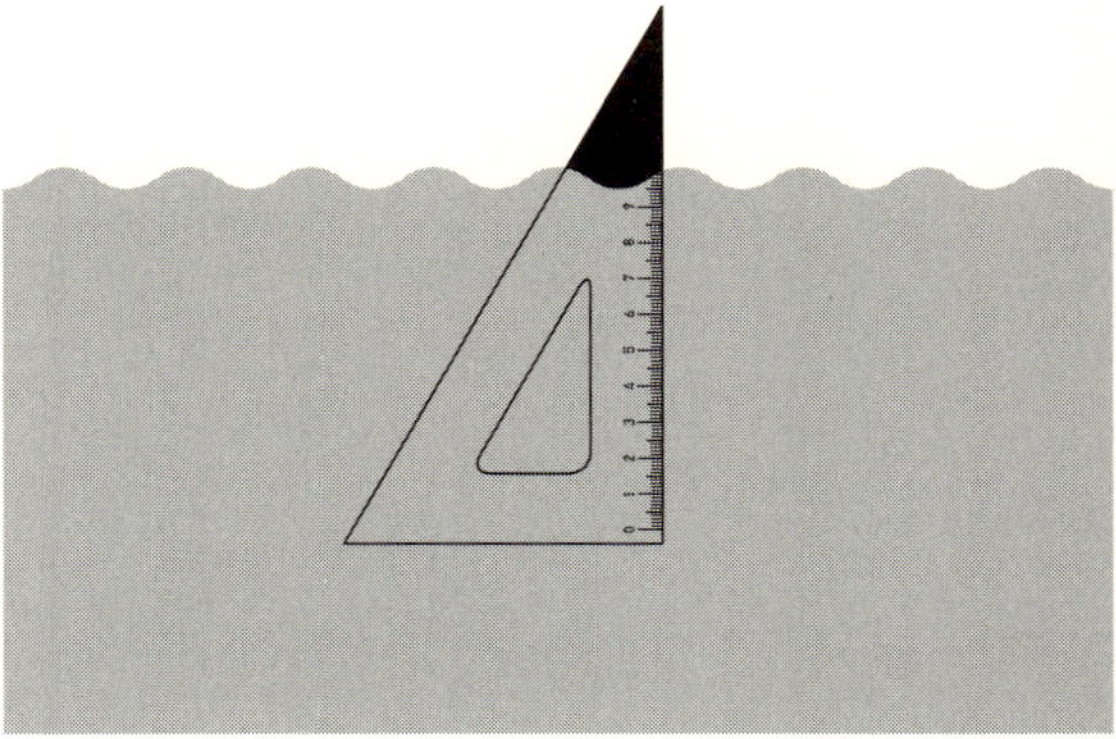

もうてっきり。

答え　①式A

実際に計算してみると、Aは72576０、Bは635040ですから、Aのほうが Bよりも大きいことがわかります。見た目の印象とは逆の結果になったことに驚いた人もいるでしょう。

すばやく判断しなくてはならないとき、全体の判断は、冒頭部分の情報に影響されます。このように特定の情報に全体の判断が引きずられてしまうことを「アンカリング」と言います。

たとえば掛け算を逆順にした、答えの等しい計算式でさえ、

C＝1×2×3×4×5×6×7×8

D＝8×7×6×5×4×3×2×1

をすばやく概算してもらうと、やはり差が出ます。

Cは500前後という答えが多く、Dは2000前後という答えが多いので

す。[*1] やはり冒頭部分の印象に引きずられています。

ちなみに、式C、Dの計算結果は40320となります。意外と大きな数です。脳が数字を扱うようになってまだ日が浅いからでしょう。数値の直感はあまり当てにならないのです。

「アンカリング（Anchoring）」

1. Tversky A, Kahneman D. Judgment under uncertainty: Heuristics and biases. Science 185:1124-1130, 1974.

ケース36
もの言えぬ証人

アガサ・クリスティは生涯に何冊の長編小説を書いたでしょうか。

ある授業でそんな抜き打ちテストをしました。多くの人は正解を知りませんから推測で答えます。回答の平均値は51冊でした。実際には66冊です。意外と多いのです。

そこで、しばらく時が経ってから、同じ人たちに正解の66冊を伝えたうえで、「あのとき、あなたは何冊だと推定しましたか?」と訊きました。

回答の平均値はどうなるでしょうか。

①平均値は51冊で変わらない
②51冊よりも少なくなる
③51冊よりも多くなる

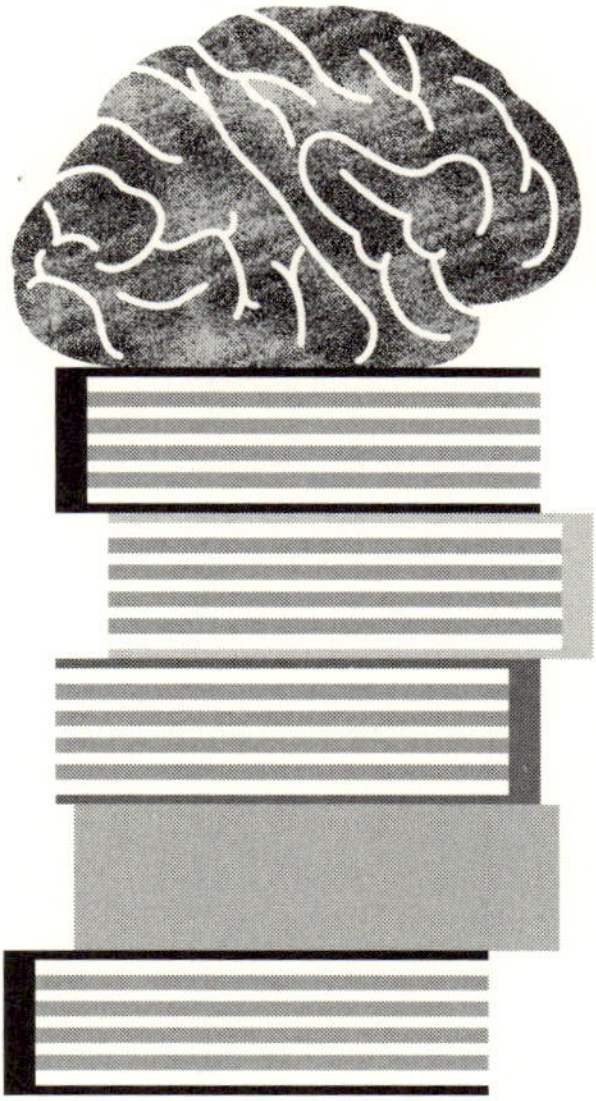

積ん読。

答え　③　51冊よりも多くなる

脳は自己理想化が大好きです。なんと回答の平均値は63冊に増加しました。「テストで正解はしなかったけど、それでも正解に近い解答をしていた」とばかり記憶が都合よく書き換わるのです。一種の健忘です。

一般に「昔から自分はそうだった」と思い込む傾向があります。[*1] ジョギングが習慣になれば、以前からジョギングは好きだったと記憶が歪められますし、パスタを食べるようになると、以前からパスタを食べていたと思い込みます。

脳は自分が非定常で不安定な存在であることを嫌うのです。趣味や習慣、ひいきのチームや歌手、技能や思考パターン、政治や宗教の信条など、自分は以前から一貫していて変わらないと、過去を歪めて自分像を想起します。この傾向は「一貫性バイアス」と呼ばれます。

「かねてより私が言い続けているように……」「ほら、だから言ったじゃない」「私はもう長年やってきたのだ。私のような経験者の言うことには耳を……」――そうした発言の裏には、しばしば、この認知バイアスが潜んでいます。

なお、設問のケースは「後知恵《あとちえ》バイアス（ケース42）」を示す好例としてもよく引き合いに出されます。

「一貫性バイアス（Consistency Bias）」

1. Bartlett FC. Remembering: A study in experimental and social psychology. Cambridge University Press, 1932.

ケース
37
箱三つの楽しみ

三つの箱があります。どれか一つには景品が入っています。あなたは答えを知りませんが、出題者はどの箱が「当たり」かを知っています。

そこで、あなたは「当たり」だと思う箱を一つ選びました。

すると出題者は、あなたが選ばなかった二つの箱から「はずれ」の箱を一つを開けて示してくれました。そして、あなたに「もう一度、箱を選びなおしてよい」と言います。

この場合、どちらを選択する人が多いでしょうか。

① 最初に選んだ箱を変えない
② 出題者が開かなかったもう一方の箱を選びなおす

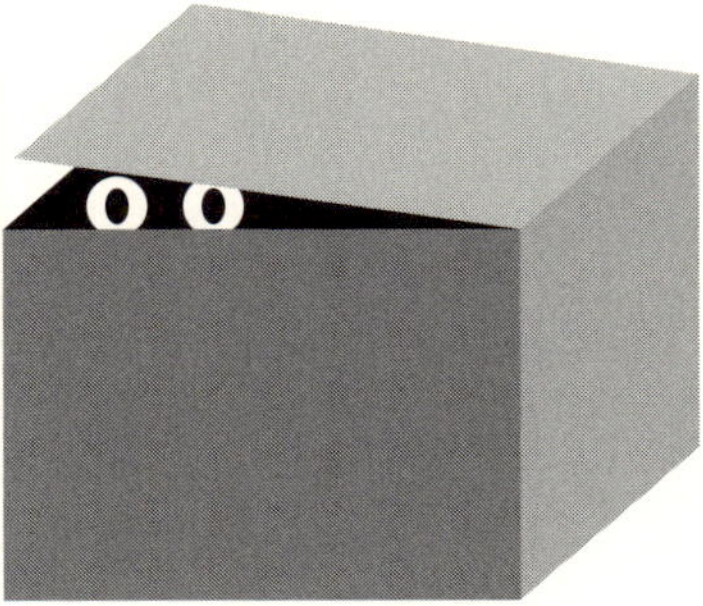

私だけが知っている。

答え　①最初に選んだ箱を変えない（正しい行動は②）

これは「モンティ・ホール問題」と呼ばれるクイズです。選択肢①を選ぶ人が多いのですが、確率論的に正しい選択は②です。[*1] 最初に選んだ箱を捨て、別の箱に変えたほうが、当たりクジを引く確率は上がります。最初に選んだ箱が正解である確率は3分の1ですが、「はずれ」が一つ分かった後では、残りの箱が正解である確率は2分の1になるからです。

イメージのわかない人は、箱が100個あった場合を想像してみましょう。100個から1個を選んだ時点では正解率は100分の1です。しかし出題者が残り99個のうち、98個の「はずれ箱」を開示してくれたらどうでしょう。残った1個が「当たり」である可能性が高いと直感できるでしょう。

にもかかわらず、モンティ・ホール問題では、85%もの人が箱を変えないのです。[*1]

脳は、たとえ偶然に左右されることであっても、自分の能力や意思で「何とかできる」と妄想します。[*2] だから、自分の意思で選んだ箱のほうが「当たりそう」

だと感じるのです。

宝くじも同様です。他人に買ってもらうのではなく、自分自身で窓口に出向いて買いたい人が多いでしょう。サイコロで大きな数字を出したいときは、力強く投げることが知られています。[*2] 雨乞いの祈禱も、「天気は制御できる」と勘違いしているからこそ行われる儀式です。株価が読めたように感じて多額を注《つ》ぎ込み失敗する投資家もいます。

ちなみに、鳥にモンティ・ホール問題を解かせると、正しい選択をすることが知られています。[*3]

「コントロール幻想（Illusion of Control）」

1. Burns BD, Wieth M. The collider principle in causal reasoning: why the Monty Hall dilemma is so hard. J Exp Psychol Gen 133:434-449, 2004.
2. Langer EJ. The Illusion of Control. J Pers Soc Psychol 32:311-328, 1975.
3. Herbranson WT, Schroeder J. Are birds smarter than mathematicians? Pigeons (Columba livia) perform optimally on a version of the Monty Hall Dilemma. J Comp Psychol 124:1-13, 2010.

ケース
38

地上より永遠に

友達の顔を思い浮かべてください。何人思い浮かびましたか。

そこで二つの質問をします。

質問A——その友達のうち10年前も友達だった人は何人ですか。
質問B——その友達のうち10年先も友達でいるだろう人は何人ですか。

この質問をするとどちらの人数を多く答える人が多いでしょうか？

①質問Aの人数が多い（10年前に友達だった人数が多い）
②質問Bの人数が多い（10年後も友達でいられる人数が多い）

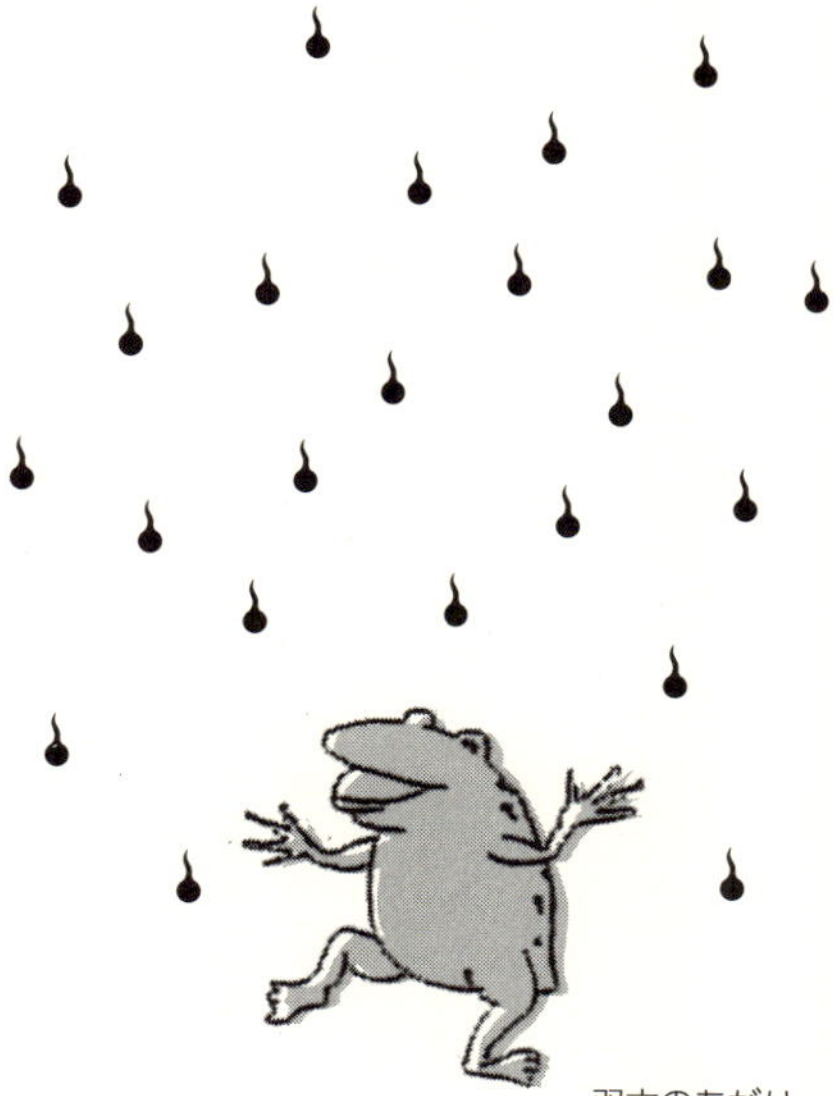

双六のあがり。

答え　②質問Bが多い（10年後も友達でいられる人数が多い）

どの年齢層に質問しても、10年前も友達だった人数より、10年後も友達であると予想される人数のほうが多いと答えます。[*1] つまり「今の友達との絆《きずな》は固い」と勘違いしているわけです。

脳は、過去の自分に起こった実際の変化に並べ、将来の自分に起こる変化を少なく見積もります。この傾向は、好みのミュージシャンや好きな食べ物、趣味や休暇の過ごし方に至るまで、日常の嗜好《しこう》や生活習慣に幅広く見られます。

さらに、誠実さ、友好性、好奇心、外向性などの性格や個性にも「今後は一貫している」と思い込む傾向があります。

つまり「もう変化は終わった」と勘違いするのです。これが「歴史の終わり錯覚」と呼ばれる理由です。

過去に比べて、将来の自分を具体的に想像するのは難しいものです。今の状況をもとに想像するから変化しないように感じるのでしょう。あるいは、人はもともと安定性を求め、自分の本質が変わってしまうことを避けたいと欲しているのかもしれません。

たとえば、多くの人は自分が3年後にがんになっている可能性をほとんど想像しません。実際のがんの発症率は暢気《のんき》に想像するよりもはるかに高いはずなのに（60歳までにがんを患う確率は男性8％、女性11％です[*2]）。

「歴史の終わり錯覚（End of History Illusion）」

1. Quoidbach J, Gilbert DT, Wilson TD. The end of history illusion. Science 339:96-98, 2013.
2. Katanoda K, Hori M, Matsuda T, Shibata A, Nishino Y, Hattori M, Soda M, Ioka A, Sobue T, Nishimoto H. An updated report on the trends in cancer incidence and mortality in Japan, 1958-2013. Jpn J Clin Oncol 45:390-401, 2015.

ケース39

生きるべきか死ぬべきか

火災報知機が鳴っています。
どちらの対応をする人が多いでしょう。

① 誤報かな？ 様子を見よう
② 火事だ！ 逃げよう！

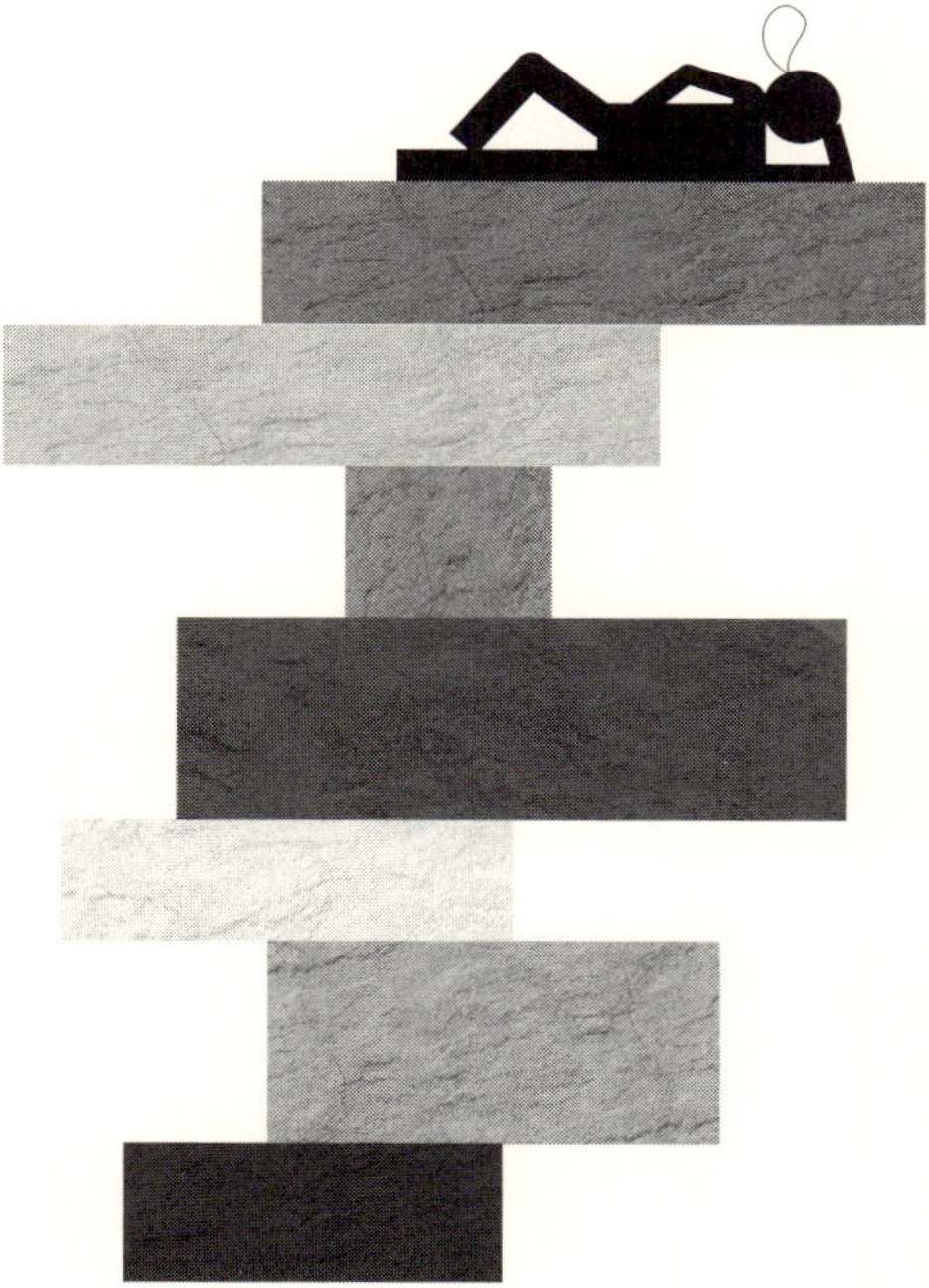

今そこにある危機。

答え　① 誤報かな？　様子を見よう

　脳は警告を楽観的な方向に解釈し、起こりうる災害を過小評価しがちです。[*1] 「あんな人と結婚したら一生後悔するよ」と周囲から警告されても、将来に起こりうる悲運を、その場ではなかなか判断できません。

　とくに経験したことのないレベルの危機や災害に対しては、「これまでに起きたことがない災害は今回も起きない」と判断し、準備や対応を怠ります。これは、個人のレベルだけでなく、会社や政府などの意思決定の現場でも起こります。その結果、事態を悪化させてしまうこともあります。[*2]

　野生動物の世界では、「逃げる」という対応をとらずにその場でじっとしていたほうが、結局、敵に見つかることなく襲われずに済んだ場合もあったことでしょう。この「対応しない」という戦略が、生存競争の優れた解法の一つとして、ヒトの脳に残っているのでしょう。[*3]

「正常性バイアス（Normalcy Bias）、ブラックスワン理論（Black Swan Theory）」

1. Okabe K, Mikami S. A study on the socio-psychological effect of a false warning of the Tokai earthquake in Japan. Tenth World Congress of Sociology, Mexico City, Mexico, August, 1982.
2. Taleb NN. The black swan: the impact of the highly improbable fragility. Random House, 2010.
3. Amanda R. How to get out alive. TIME Magazine, 25 April 2005.

ケース
40

私という名の狂騒曲

誰でも知っている有名なメロディーが、頭の中に流れています。その音楽にのり、机をタップしつつ心地よくリズムをとっています。周囲の人々はそんなあなたをじっと見ています。曲名を当てようとしているのです。

どちらの期待を抱く人が多いでしょうか。

①私の刻むリズムから、どんな曲かを当てられる人はいるだろう
②私の脳裏で響いている曲を当てるのは無理だろう

答え　①私の刻むリズムから、どんな曲かを当てられる人はいるだろう（正しい解答は②です）

下に載せた英文を読んでください。Electroharmonix[*1]という風変わりなフォント（書体）が使われていますが、れっきとしたアルファベットで書かれた文です。

英語を母国語にする人はスラスラと読むことができるのですが、日本語に似た字体があるため、私たちには判読が難しくなっています。つまり、日本語の知識が邪魔して、この文を読む能力が奪われているのです。

知識は判断を歪めます。設問のケースでも同様です。実験の結果、相手の半数以上は曲名を当ててくれるだろうと期待することがわかりました。ところが、実際に正解した人はわずか2・5％でした[*2]。

脳は一度知ってしまうと知らない人の立場でものごとを考えられなくなります。その結果、自分の知っていることは相手も知っていると期待する傾向があります。

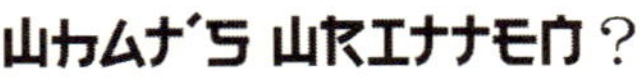

何と書いてありますか？
（答え：WHAT'S WRITTEN?）

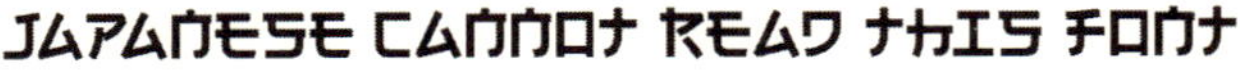

日本人はこのフォントが読めません？
（答え：JAPANESE CANNOT READ THIS FONT）

——パソコンが得意な人は、できない人がなぜ苦労しているかを理解できません。

——裏事情を知っている情報通は、知らない人がどんな判断をするかを推測するのが苦手です。

——商品について熟知している営業マンは、初めてその商品を見る人が感じる第一印象を想像できません。[*3]

どんな些細なタスクであっても、それをまだ知らない初心者にとっては難しいものです。と同時に、かつて自分が未熟で無知だったころのレベルを正確に思い出すことも、また難しいものです。

「そんなこともできないのか！」「どうしてそんなに察しが悪いのか！」と部下を叱るのは、熟達した立場からの一方的な見方です。実際には単なる指導不足であることがほとんどです。

「知識の呪縛（Curse of knowledge）」

1. http://www.dafont.com/electroharmonix.font
2. Ross L, Ward A. Naive realism in everyday life: Implications for social conflict and misunderstanding. In Brown T, Reed ES, Turiel E (Eds.). Values and knowledge. Hillsdale, NJ: Erlbaum, 1996.
3. Colin C, Loewenstein G, Weber M. The curse of knowledge in economic settings: An experimental analysis. J Pol Eco 97:1232-1254, 1989.

ケース41

まわりは判ってくれない

質問1　あなたは自分がどれほど人見知りであるかをどのくらい正しく理解していますか。

質問2　クラスの友人はあなたがどれほど人見知りであるかをどのくらい正しく理解してくれていますか。

質問3　その友人は自身がどれほど人見知りであるかをどのくらい正しく理解していますか。

質問4　あなたは友人がどれほど人見知りであるかをどのくらい正しく理解していますか。

そんな質問を用意し、自分と友人の理解度をそれぞれ採点してもらいました。

次の①と②の二つの点数を比較すると、高得点だったのはどちらでしょうか。

①友人が自分のことを理解してくれる度合い（質問2の点数）

②自分が友人のことを理解してあげる度合い（質問4の点数）

答え　②自分が友人のことを理解してあげる度合い（質問4の点数）

アンケートの結果、自分の友人に対する理解度を、友人の自分に対する理解度よりも高く評価することがわかりました。[*1] 質問4は質問2よりも10％も点数が高かったのです。

面白いことに、自分が自分自身を理解している程度（質問1の点数）も、友人が当人自身を理解している程度（質問3の点数）より10％ほど高く評価しました。

つまり、自分の理解力は、全般的に、他人よりも上だと考えているのです。

一般に、脳は自分が知らないものの能力を過小評価する傾向があります。たとえば、将来の危険性を甘くみて準備を怠ったり、ライバル会社の潜在能力を軽視したりします。

他人の能力についても同様です。相手の脳の中身は見えません。見えない能力は低く見積もられます。だから、相手の理解力が過小評価されるのです。

これがエスカレートすると、周囲は私のことを理解してくれないが、自分は周囲をよく理解していると錯覚することになります。

――私はこんなに想っているのに、相手は見合った愛情を返してくれない。

――私は気を利かせてマメに掃除をしているのに、まわりは気づいてくれない。

――自分はこんなに働いているのに、昇進しないのは上層部が無理解だからだ。

「非対称な洞察の錯覚（Illusion of Asymmetric Insight）」

1. Pronin E, Kruger J, Savitsky K, Ross L. You don't know me, but I know you: the illusion of asymmetric insight. J Pers Soc Psychol 81:639-656, 2001.

ケース
42

出勤時間異状なし

あなたは毎日、通い慣れた道を使って通勤しています。

今朝は少し寝坊してしまいました。出勤時間ギリギリ。間に合うかどうかのタイミングです。そこで裏通りの近道を通って職場に行くことにしました。すると運悪く、先日の台風の影響で橋が工事中でした。結局、大遅刻。

このとき、次のどちらの感情を持つ人が多いでしょうか。

① まあ仕方がないさ

② いつもの道で行けばよかった

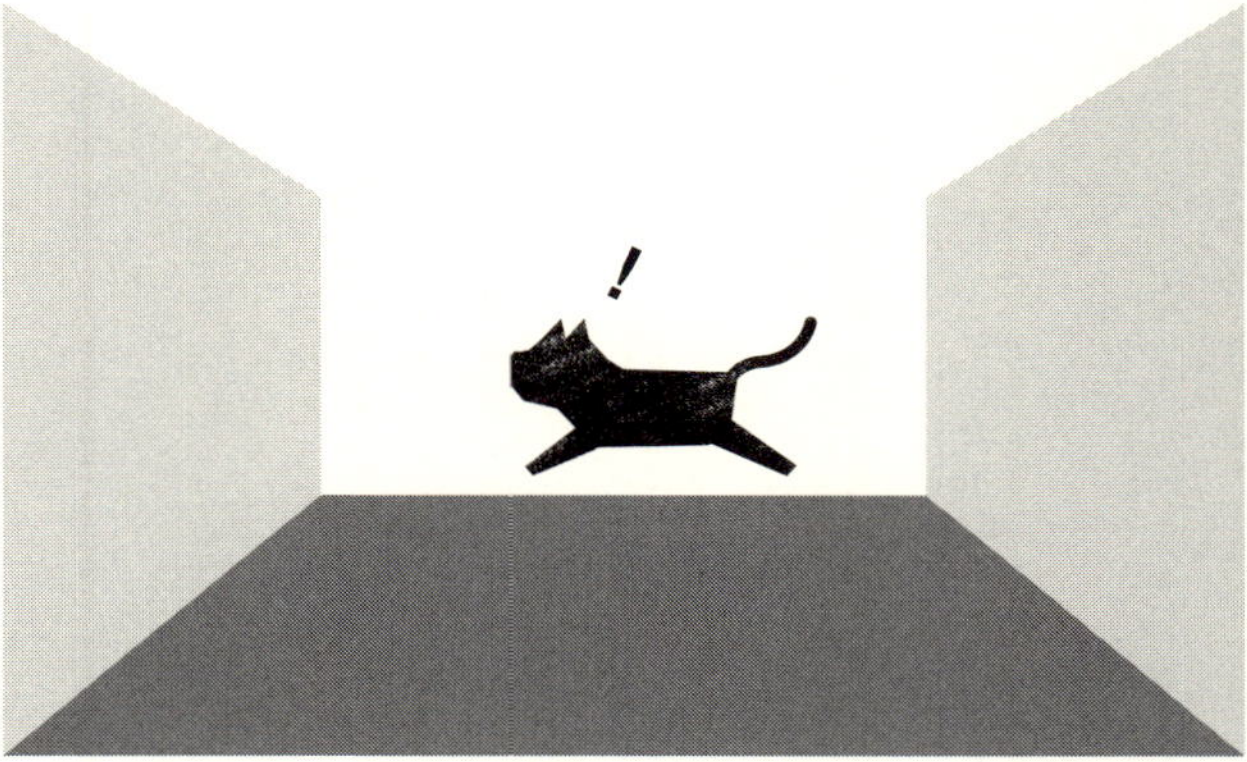

その道は正しいか。

答え　②　いつもの道で行けばよかった

誰にも身に憶えのある「後悔」ではないでしょうか。

「いつもの道で行けばよかった」という考えは、事前に「橋が渡れない可能性があることを知っていた」、あるいは、少なくとも「そう考える余地があった」ことを前提としています。しかし、その可能性を重視しなかったからこそ近道を選んでしまったわけです。

事が起こってから振り返ると「前もって予測できた」「本当なら実行できたのに」と思いがちです。これを「後知恵バイアス」と言います。[*1、*2]「あのとき株を売っておくのだった」「諦めるんじゃなかった」「告白しておくべきだった」などさまざまな場面で現れます。

どんな出来事でもそれが生じる前には、たくさんの可能性があったはずですが、後から振り返れば現実が１００％必然に見えるものです。「やっぱりね」「そうなると思ったよ」「だから言ったじゃない」という発言は、典型的な後知恵バイアスによる錯覚です。

後知恵バイアスは当初、医者たちが自分の診断力を過信し、まるで病気を予見していたかのような発言をする傾向があることから発見されました。「そんな生活をしていたら、病気になるのも当然だ」と。

このバイアスの悪しき点は「あれが予兆だった」と、ありもしない因果を創作して、妙な迷信を導いてしまうことです。

「後知恵バイアス（Hindsight Bias）」

1. Fischhoff B. Hindsight ≠ foresight: The effect of outcome knowledge on judgement under uncertainty. Qual Saf Health Care 12:304-312, 2003.
2. Fischhoff B. An early history of hindsight research. Soc Cog 25:10-13, 2007.

ケース43

迷作公開

前評判の高かった映画のチケットを1500円で買いました。

ところが公開後、映画の評判はさんざんで、あなたのテイストに合わないものだとわかりました。

さて、どちらの行動をとる人が多いでしょうか。

①それでも映画を見に行く

②映画を見に行くのをやめる

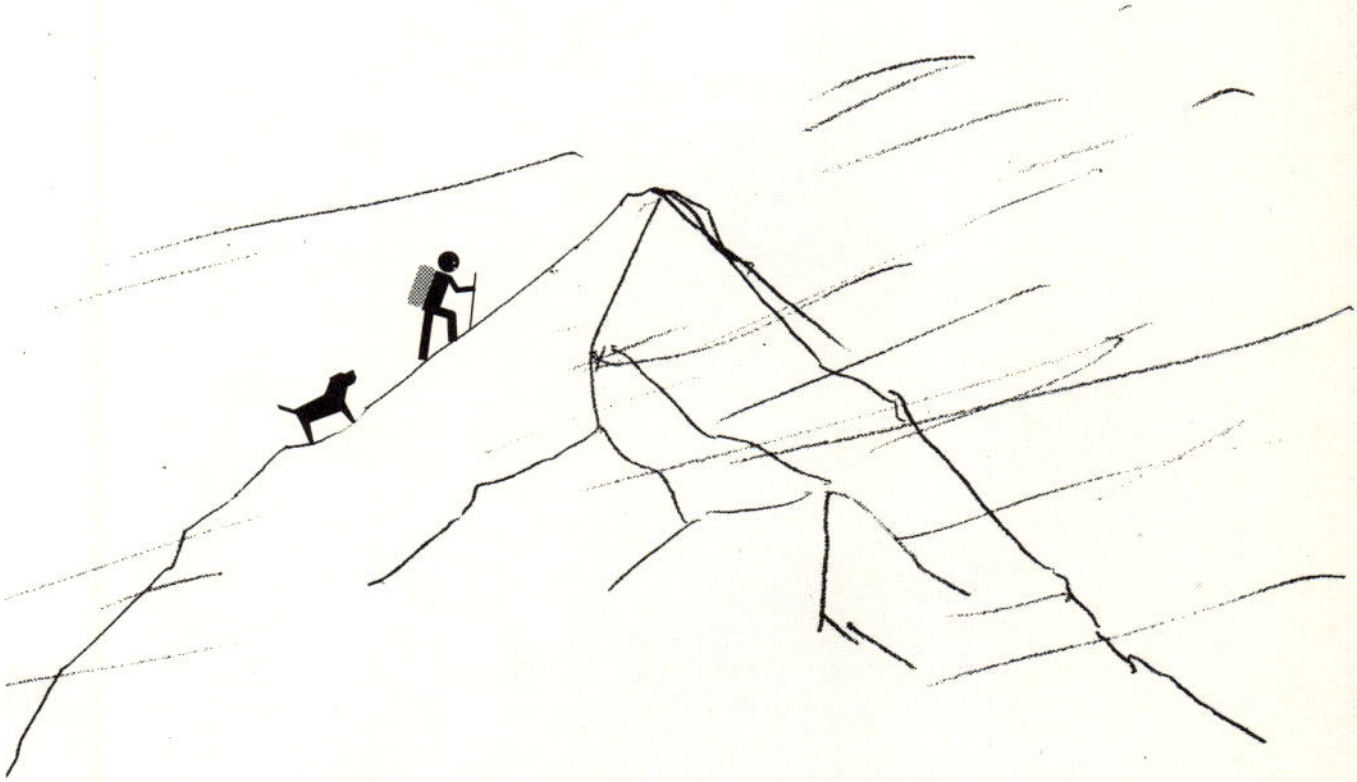

どうする？　引き返す？

答え　① それでも映画を見に行く

「払った1500円がもったいない」「元を取らなければ」と①を選ぶ人が多いのではないでしょうか。すでに投資した金額を諦めるのは勇気がいることです[*1]。なかには「どれほどひどい映画か確かめたい」という物好きもいるかもしれません。

よく考えれば不思議議です。選択肢②は1500円の損ですみますから被害は最小限ですが、選択肢①はすでに失った1500円に加えて、映画鑑賞に費やす時間までもが犠牲になりますから、さらに損失が嵩《かさ》みます。

損失が連鎖する傾向は、教育や習い事、あるいは投資でもよく見られます[*2]。「せっかくここまでやってきたんだから」とこれまでの努力が無駄になることを惜しむあまり、やめるタイミングを逸してしまいがちです。

なかなか別れられない「ズルズルカップル」にも同じ原理が働いているにちがいありません。

「サンクコスト効果（Sunk Cost Effect）」

1. Knox RE, Inkster JA. Postdecision dissonance at post time. J Pers Soc Psychol 8:319-323, 1968.
2. Arkes H, Hutzel L. The role of probability of success estimates in the sunk cost effect. J Behav Decis Mak 13:295-306, 2000.

ケース
44

自分中心で、愛を叫ぶ

今日は運動会。クラス対抗の綱引き戦の応援です。

自分のクラスの生徒20人と相手のクラスの生徒20人が、綱を持って対峙《たいじ》しています。

さて、いよいよ試合開始です。

そんな観戦シーンでは、次のどちらの印象を持つ人が多いでしょうか。

①自分のクラスの生徒のほうが個性豊かで、色々なタイプの人がいる

②相手のクラスの生徒のほうが個性豊かで、色々なタイプの人がいる

答え　①自分のクラスの生徒のほうが個性豊かで、色々なタイプの人がいる

学生の頃、隣のクラスや他校の生徒は、無個性で平凡に見えたことはないでしょうか。

つまり、これと同じことは先方にも生じています。相手のメンバーには、こちらの集団のほうが色褪せて見えていたはずです。このように脳は、自分が所属するグループを個性的でバラエティに富んでいると思い込む傾向があります。[*1]

「よく知っているから仲間の個性の差に気づくことができる」と考えたくなりますが、この考えは間違っています。[*2] よく見知った仲間同士を無作為に二等分しても、やはり自分の集団のほうが個性豊かだと感じるからです。

相手のグループを均質化してしまうこのクセは、たとえば、ライバル集団の能力や戦略の豊富さを見下して大敗したり、あるいは「中国人はモラルが低い」「東大生は頭でっかちで使い物にならない」などと一方的な決めつけを生み出す下地になります。一見して均一な集団に感じたとしても、そうした偏見に当てはまら

ない人が実際には多くいることを忘れてはいけません。

「外集団同質性バイアス（Out-group Homogeneity Bias）」

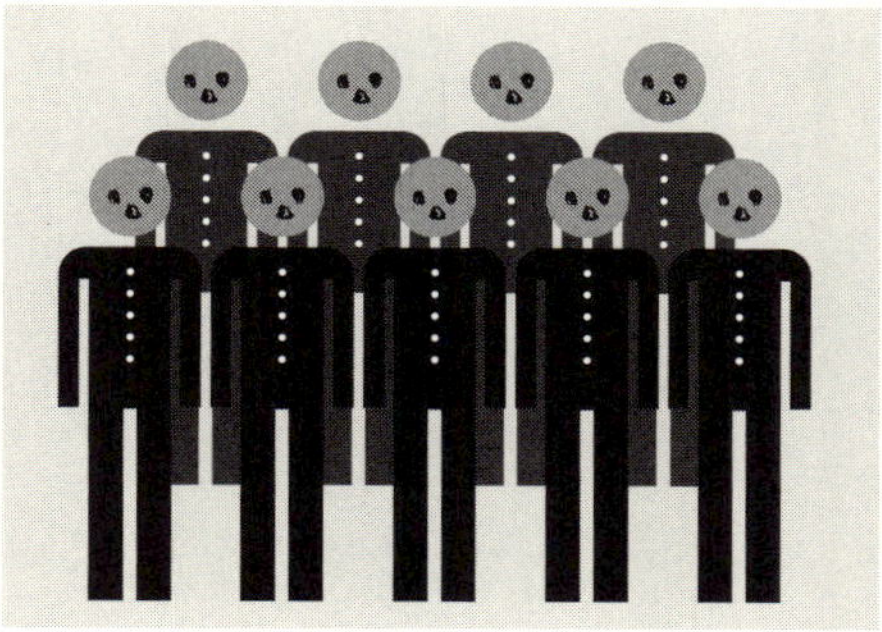

1. Park B, Rothbart M. Perception of out-group homogeneity and levels of social categorization. J Pers Soc Psychol 42:1051-1068, 1982.
2. Linville PW. Perceived distributions of the characteristics of in-group and out-group members: Empirical evidence and a computer simulation. J Pers Soc Psychol 57:165-188, 1989.

ケース
45
戦争と平和

リンダは31歳の独身女性です。非常に知的で、はっきりモノを言います。大学時代には哲学を専攻しつつ、社会主義と差別問題に関する活動に深く関わり、核兵器反対のデモにも参加したことがあります。

さて、リンダは次のどちらに当てはまる可能性が高いですか。

① 彼女は銀行員である

② 彼女は銀行員で、女権運動の活動をしている

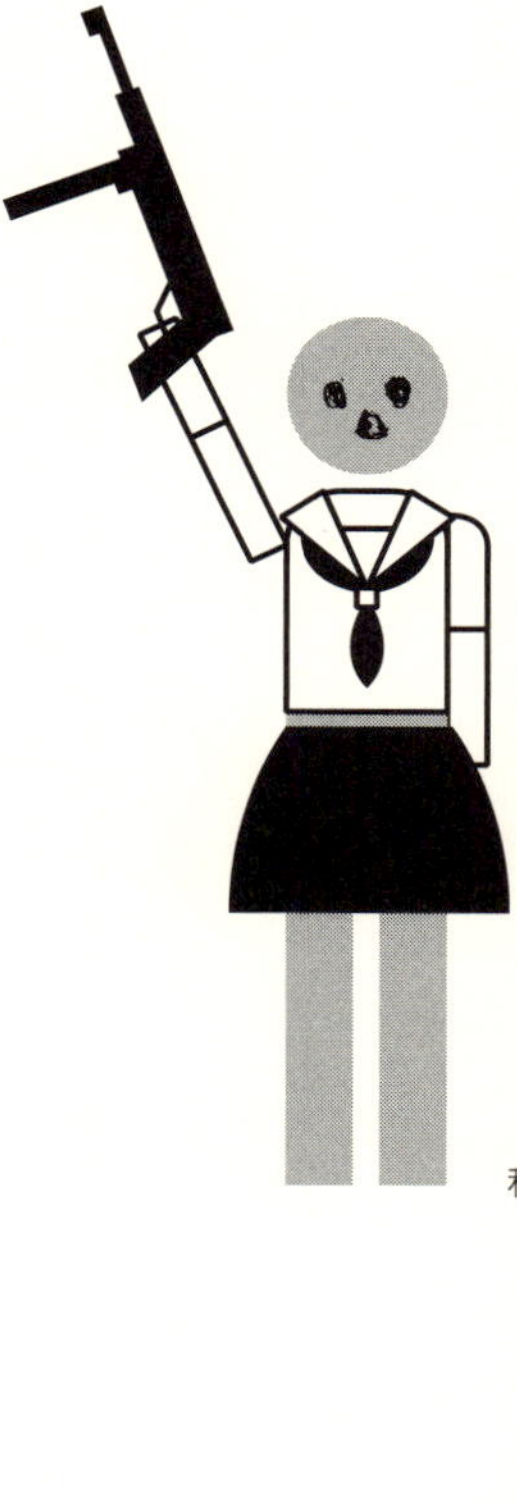

私、スゴい？

答え　①彼女は銀行員である

うっかり②を選びたくなりますが、正解は①です。実は、リンダの説明があってもなくても正解は①なのです。

集合で答えるとわかりやすいでしょう。解答のポイントは、選択肢②に相当する人は、必ず選択肢①に該当するという点です。これに気づくかどうかが鍵を握っています。

つまり「どちらに当てはまる可能性が高いか」と訊かれたら、選択肢①であることは自明なのです。選択肢②は①の部分集合ですから「当てはまる確率」は減ってしまいます。

脳は特徴のある言葉に引きずられてものごとを判断する傾向があります[*1]。「社会主義と差別問題に関する活動に深く関わり、核兵器反対のデモにも参加」と聞いただけで、リンダの印象が強烈に植えつけられます。その先入観にしたがって、リンダを類型的に思い描いてしまうのです。

「連言錯誤（Conjunction Fallacy）」

1. Tversky A, Kahneman D. Extension versus intuitive reasoning: The conjunction fallacy in probability judgment. Psychol Rev 90:293-315, 1983.

ケース46

きっと……

国会議員の選挙がありました。

当選者と落選者から各1人をランダムに選び、選挙結果を知らない人に写真を見せ、どちらが信頼できそうな人かを訊きました。

見かけ上の信頼度と当選確率にはどのような関係があったでしょうか。

①信頼できそうな人ほど当選率が高かった

②信頼できなさそうな人ほど当選率が高かった

③信頼度と当選率は無関係

答え　①信頼できそうな人ほど当選率が高かった

選挙では、信用できそうな外見をした候補者に票が集まります。わずか1秒間でも写真を提示されれば、どちらが当選者かを70%の確率で当てることができます。[*1] ちなみに、小さな子供たちに写真を見せて「どちらに船長になってほしい？」と訊いても、実際に当選した政治家と同じ人が選ばれます。[*2]

見かけは大切です。この問題は根深く、その根底には「判断ヒューリスティック」と呼ばれる罪深い心理が作用しています。[*3] 脳は難しい質問に遭遇したとき、より簡単な別の質問に対する答えで代用するのです。

「誰が良い政治家か」という問いに完璧に答えることは不可能です。そんなとき、より安易な問いである「誰が信頼できそうか」にすり替えて対応します。ただし当の本人は「自分は良い政治家を選んだ」と信じていて、別問題で代替してズルをしたことに気づいていません。

ものごとを理解するときも同じです。初めて聞いた知識を理解するときは、既に知っている知識枠に引き込んで、平易な内容で捉え直します。すると「なるほど、そういうことか」と腑に落ちるのです。実は「ヒューリスティック」という単語は「エウレカ（わかった！）」というギリシャ語が語源となっています。

しかし、「わかった！」という感覚は心理的な落とし穴です。たとえば、平安時代の日本人がワニの説明を受けたとします。しかし言葉だけの説明では、この未知の生物をうまく理解できないでしょう。そんなときに便利な手段は「比喩」です。「巨大なトカゲみたいなものか」と再解釈します。このように、自分の守備範囲を転用すると「わかった」気分を疑似体験することができます。

とはいえ、対象を別フレームに置き換えただけでは、本質的に理解したことにならないことに注意してください。トカゲに喩《たと》えたところで、いったいワニの何を理解したというのでしょうか。たしかに、「わかった」という錯覚は自己充足的な快感をもたらしますが、しかし、「わかったことはもうよい」という知識欲減退を誘導して思考停止も併発しますから、「わかった」という感覚には弊害も少なくないのです。

「判断ヒューリスティック（Judgement Heuristics）」

1. Todorov A, Mandisodza A, Goren A, Hall CC. Inferences of Competence from Faces Predict Election Outcomes. Science 308:1623-1626, 2005.
2. Antonakis J, Dalgas O. Predicting elections: child's play! Science 323:1183, 2009
3. Kahneman D. Thinking, Fast and slow. farrar, straus and giroux, 2011.

ケース
47

体重が気になる

ダイエット中のあなたは、できるだけ野菜を食べるよう心がけています。しかし、たまに肉が恋しくなります。今日はヘルシーな肉団子を作ることにしました。

スーパーマーケットで2種類のひき肉を売っています。ラベルには次のように表示されています。

ひき肉A――脂身25%

ひき肉B――赤身75%

どちらを買う人が多いでしょうか。

①脂身25%のひき肉A
②赤身75%のひき肉B

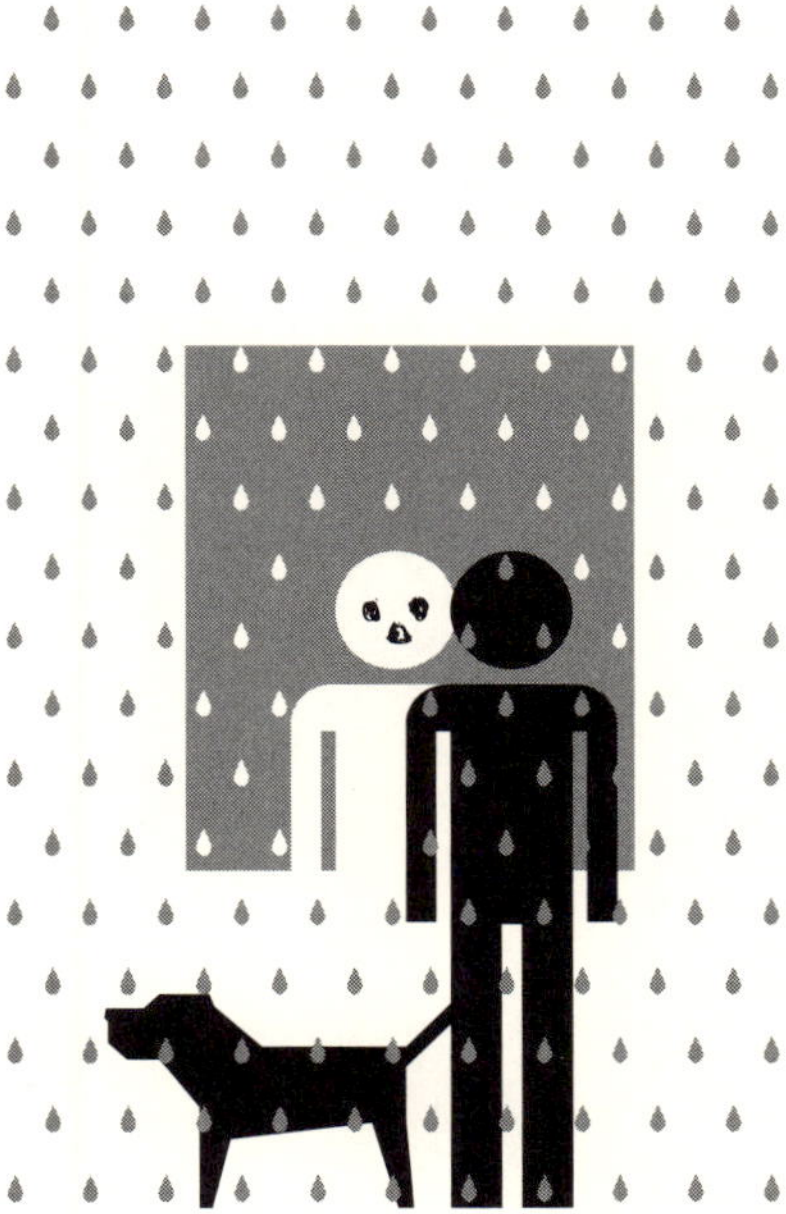

見すかされる。

答え　②赤身75％のひき肉B

どちらのひき肉も、赤身と脂身の比率は75：25ですから同じ商品です。ところが脂肪成分を避けたい気持ちから、多くの人はBの「赤身75％」を選びます。[*1]

同じ条件であっても、表現を変えるだけで、ずいぶんと印象が変わります。情報は、それが与えられる枠組み（フレーム）によって、異なった意味を持ちます。

たとえば、苦境に立たされたとき、「まだいける」と思うか、「もうだめだ」と思うかでは、展望に大きな差が生じます。

これは教育や医療の現場でも重要です。生徒に「まだ半分しか理解していないのか」と言うより、「半分は理解できるようになったね」と言ったほうが自信を与えますし、患者に「まだ週に一度しか外出できません」と言うより「週に一度は外出できるようになりましたね」と言うほうが希望を与えます。

「情報フレーミング（Information Framing）」

1. Levin IP. Associative effects of information framing. Bull Psychon Soc 25:85-86, 1987.

ケース48

愛と追憶の日々

ある良家のお嬢様には、結婚を誓った恋人がいました。ところが、父親から由緒ある家柄の男性とのお見合い話を持ちかけられます。——よくあるTVドラマのシーンです。

話はトントン拍子に進んでゆき、一度はしぶしぶ政略結婚を承諾するものの、やはり恋人への想いは断ちがたく、愛し合う二人は駆け落ちを計画しています。

さて、娘と親、どちらを応援する人が多いでしょうか。

①娘　貧しい生活を強いられても愛する人と頑張ってほしい

②父　娘に家督を継がせ、家の伝統と栄光を守ってほしい

答え　①娘　貧しい生活を強いられても愛する人と頑張ってほしい

頑張り屋は好かれます。このケースでは、娘と父親は、どちらも懸命に努力しています。だから同等に評価されてしかるべきです。しかし私たちの脳は、弱い立場の者により同情します。

この傾向は、弱者当人にとっても同じです。弱者は自分の権限で現状を打破することができません。だから、この無力感とフラストレーションが永続するかもしれない絶望に陥ります。

そんな絶望の淵では、脳は価値観を反転させます。無力感を肯定するのです。そして自分の陥っている状態を正当化します。設問のケースでは、父親を悪の元凶とみなすことを通じて、自分の道徳こそが善良であると認識を改めます。

この屈折した心理傾向を、哲学者ニーチェは「ルサンチマン」と呼びました。[*1]

これがエスカレートすると、ときに嫌悪の対象が社会にまで拡張します――「権力などクソ喰らえ。伝統などクソ喰らえ。この世の中はとんでもない悪に満ちている」

このやり場のない怒りを何かにぶつけて心を紛らわそうとする者まで現れます。駆け落ちやデモはそうした心理的暴発の典型例です。

ダーウィンの進化論的な視点では「強者こそが良い」はずなのですが、脳の判断はそんなに単純ではありません。ここが社会の難しい点です。

一般に、強者の判断基準は「正誤」「益損」であるのに対し、弱者の判断基準は「善悪」です。両者の価値観はたいてい相容れません。経営陣と労働組合の論点が咬み合わないことは珍しいことではありません。

ちなみに、社会的に成熟した父親が選んだ相手が、恋愛という（一時的かつ短絡的な）高揚感で選んだ相手よりも、生涯の伴侶として劣っていると判断する根拠はどこにもありません。

「ルサンチマン（Ressentiment）」

1. Nietzsche F. Jenseits von Gut und Bose. Vorspiel einer Philosophie der Zukunft, 1886.

ケース
49

地上最大のショウ

大切な試合の直前に足を痛めてしまいました。万全からはほど遠い状態ですが、かろうじて試合には出られそうです。

このとき、どちらの行動をとるスポーツ選手が多いでしょうか。

① 怪我をしたことを表明して試合に臨む

② 怪我をしたことを隠して試合に臨む

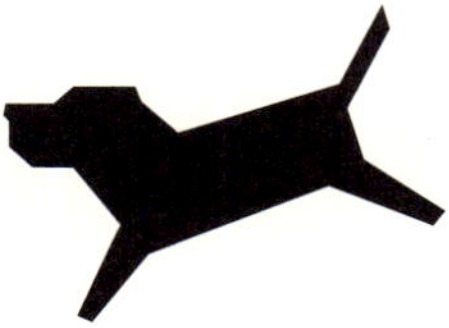

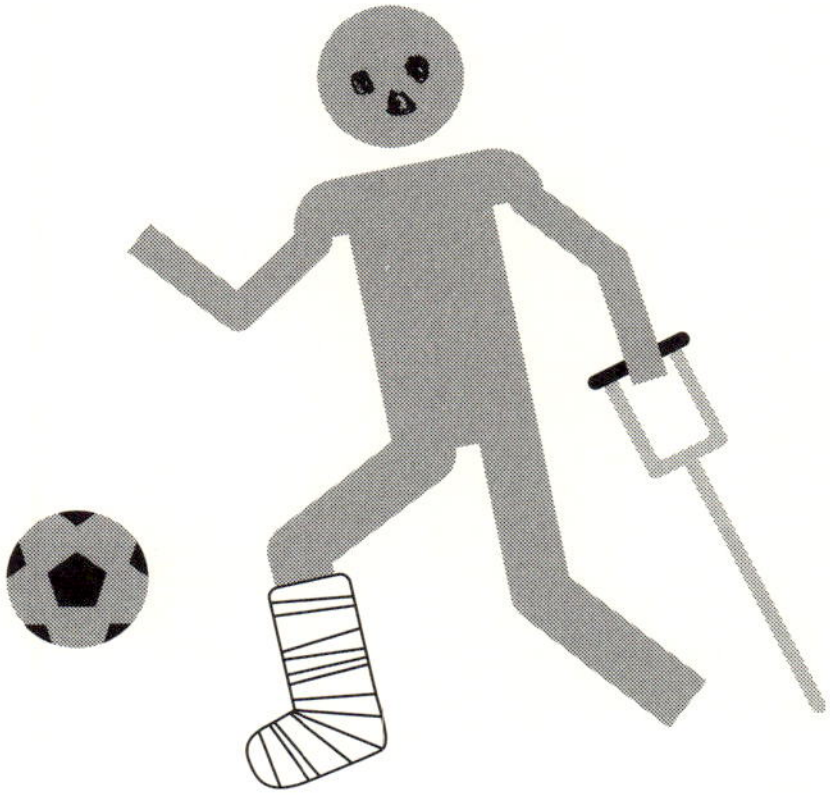

誰が見たって……。

答え　②怪我をしたことを隠して試合に臨む

怪我を隠して本番に臨む姿勢を、「気高いスポーツ精神」だと解釈するのは早合点かもしれません。なぜなら試合後に必ずと言っていいほど「実をいえば体調が万全ではなくて……」と明かすからです。

「後から告白する」ことには利点があります。負けた場合は「周囲に黙り怪我を押して、さぞかし苦しかったろうに」と同情を買えますし、勝った場合は「不利な状況にもかかわらず」と賞賛が得られます。つまり、試合結果がどちらに転んでも、自尊心が満たされます。

試験前になるとつい掃除を始めてしまう現実逃避や、逆に、あえて徹夜で勉強するという暴挙に出るのも同様で、将来の自分への配慮です。ただしこの場合は、怪我というやむを得ない状況でなく、自らわざと成功しにくい状況を設計することで、将来の自分の立場を守っています。

もし全力で勉強して成績が芳しくなかったら、自分の才能のなさを認めざるを得ません。だから、何かしらの理由をつけて、全力を出さない状況を作りだすのです。外的な理由があれば、失敗したときに責任を転嫁できます。逆に成功したときには、不利な状況を克服した自分のプライドを満たす材料になります。

こうした言い逃れの自己演出は「セルフ・ハンディキャッピング」と呼ばれます。[*1] これは、自分に期待するほどの能力がないという事実に直面することを避けるための工作です。とはいえ、妙な自己保身のために真の実力を発揮できないとしたら、なんとももったいないことです。

「セルフ・ハンディキャッピング（Self-handicapping）」

1. Berglas S, Jones EE. Drug Choice as a Self-Handicapping Strategy in Response to Noncontingent Success. J Pers Soc Psychol 36:405-417, 1978.

ケース50

自分で自分をほめたい

夏休みに学校で1ヵ月間にわたる補講が行われます。受講前に現在の能力を自己評価してもらいました（1回目の評価）。

補講を受けたあとに、以前の自分を思い出しつつ、受講前の時点の能力がどれほどだったかを、再び自己評価してもらいました（2回目の評価）。

この2回の自己評価では、どちらのほうが、点数を高くつける人が多いでしょうか。

① 受講前の時点で自己採点した評価のほうが高い
② 受講後に思い返して自己採点した評価のほうが高い

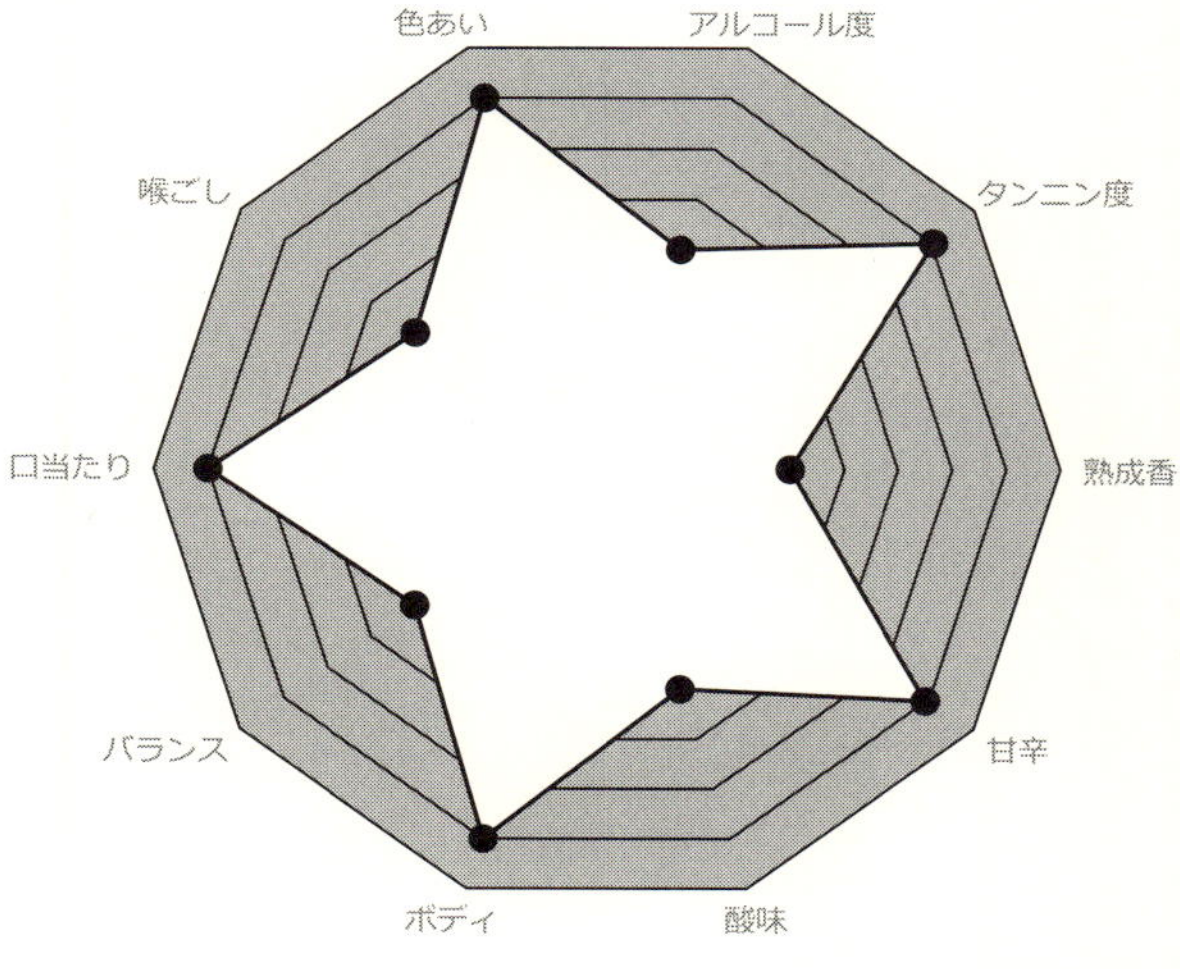

私、飲み頃？

答え　①受講前の時点で自己採点した評価のほうが高い

脳は、過去の自分を、実際よりも「劣っていた」と思い出す傾向があります。[*1]とくに設問のように「補講すれば学力が向上する」と想定されるケースでは、過去の能力をより低く、そして現在の能力を実際より高く見積もって、受講の効果が大きかったかのように、都合よく記憶が歪曲されます。

こうして脳は自己研鑽の努力を正当化するのです。あの努力は無駄ではなかった——いわば心理的な自己防衛です。

「学生時代は遊んでばかりいた」「若い頃はバカばかりしていた」などと、なんの自慢にもならないことを自慢する人は少なくありません。ときには「昔はワルだった」と暴露話をする人さえいます。そういう人でも、実は、言うほどの不良ではなかったということが多いようです。

「変化バイアス（Change Bias）」

1. Conway M, Ross M. Getting what you want by revising what you had. J Pers Soc Psychol 47:738, 1984.

ケース51

勝ちに至る病

ジョンはテニスプレイヤーです。

明日は100万円の賞金を懸けた試合で、強敵と対戦します。今夜は対戦相手と共に、試合前の親善ディナーとなりました。対戦相手はコショウに対して食品アレルギーを持っています。

次の二つの状況では、どちらのほうが反道徳的だと感じる人が多いでしょう。

① 対戦相手は知らずにコショウ入りの食べ物を注文しました。ジョンは黙ってそれを見ていました

② ジョンはコショウ入りの食べ物を注文するよう対戦相手に勧めました

答え　②ジョンはコショウ入りの食べ物を注文するよう対戦相手に勧めました

結果は同じでも、放置してそうなった場合よりも、何かをしてそうなった場合のほうが「悪」だと感じられます。

設問のケースでは、調査の結果、65％の人が②のほうが悪いと答えています。①のほうが悪いと答えた人は2％以下でした。[*1]

こうした心理傾向結果は、ときに理不尽な判断を導くことがあります。

たとえば、罹《かか》った子供の1000人に1人が死ぬ感染病を想定してください。これを予防できるワクチンがあったとしましょう。ところがワクチン自体にも副作用があり、1万人に1人が死亡します。このワクチンを子供に使うかを親に訊いたところ、79％の人が「使用しない」と答えました。[*2] ワクチンを使ったほうが助かる率が10倍高いにもかかわらずです。

また、スコアが競《せ》っているバスケットボールの試合では、ゲーム終了近くになると審判員がファールを取る確率は半減します。[*3] サッカーではペナルティエリア内でファールを取る確率が減ります。

脳は放任主義です。こうした状況では、自分に責任が及ぶのを避けるために「介入せず放置する」という選択肢を選ぶのです。

「省略バイアス（Omission Bias）」

1. Spranca M, Minsk E, Baron J. Omission and commission in judgment and choice. J Exp Soc Psychol 27:76-105, 1991.
2. Ritov I, Baron J. Reluctance to vaccinate: omission bias and ambiguity. J Behav Decis Mak 3:263-277, 1990.
3. Wertheim J, Moskowitz JT. Scorecasting: the hidden influences behind how sports are played and games are won. Crown Archetype, 2011.

ケース
52

長いお別れ

今日は中学校の卒業式です。３年間の学校生活を振り返って、どんな感想を持つ人が多いでしょうか。

① あっという間の３年間だった

② 長い３年間だった

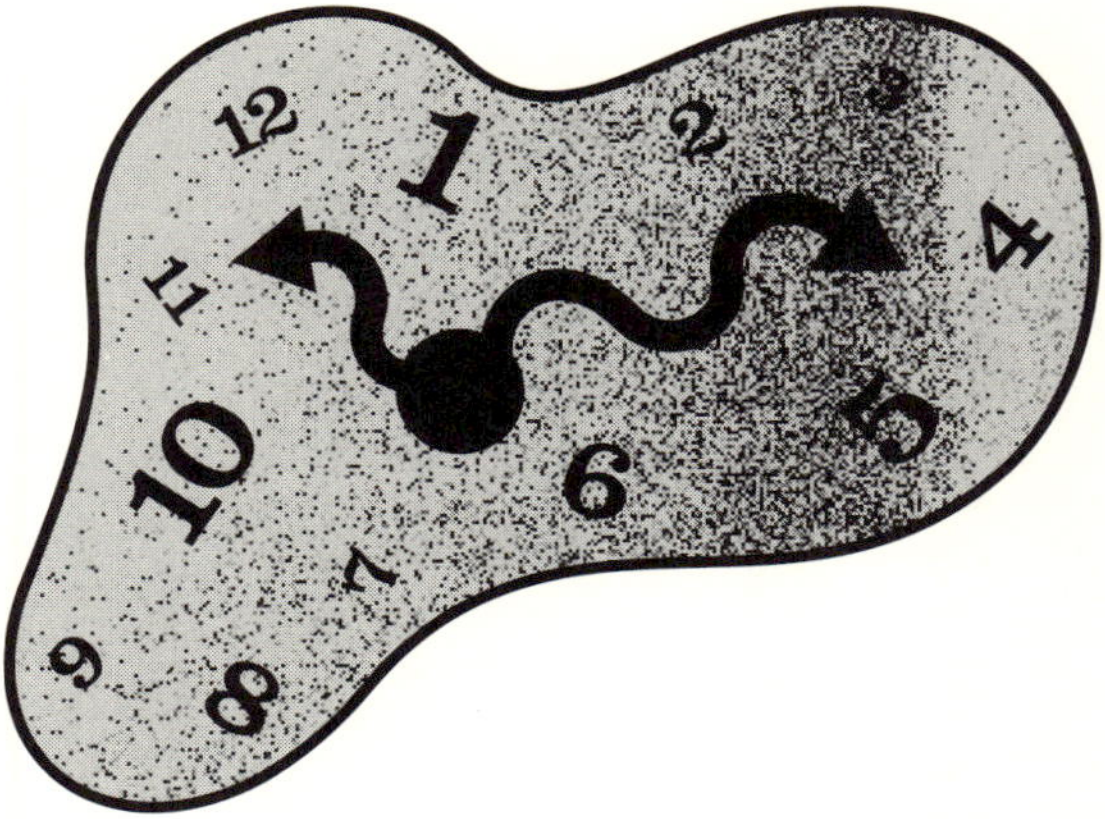

記憶の固執。

答え　①あっという間の3年間だった

年末や卒業などの節目で過去を振り返ると、「あっという間」に過ぎ去ったように感じます。

イベントや災害など、たとえそれが昔のことであっても、脳は意外と最近の出来事であったように感じます。たとえば、一世を風靡《ふうび》した「脳トレ」。これがブームになってから10年以上が経ちます。そんなに昔のことかと驚く人もいることでしょう。

どんなことでも、過ぎ去ってから振り返れば「瞬く間」だったように感じるものです。歳をとるほど時間の経過が速く感じられるのは、それだけ振り返る時間が増えたからかもしれません。[*1] ちなみに、年輩者が思い出す過去は10〜20代のころの経験が多いようです。[*2]

逆に、ごく直近の出来事については、実際よりも昔に起きたように感じます。引っ越しや災害など、生活環境に大きな変化があった場合には、「まだ10日しか経っていないのか」と驚くこともあります。

結果として、昔は最近へ、最近は昔へと時間軸がシフトし、心の中の時間が圧縮されます。[*3] これを「圧縮効果」と呼びます。

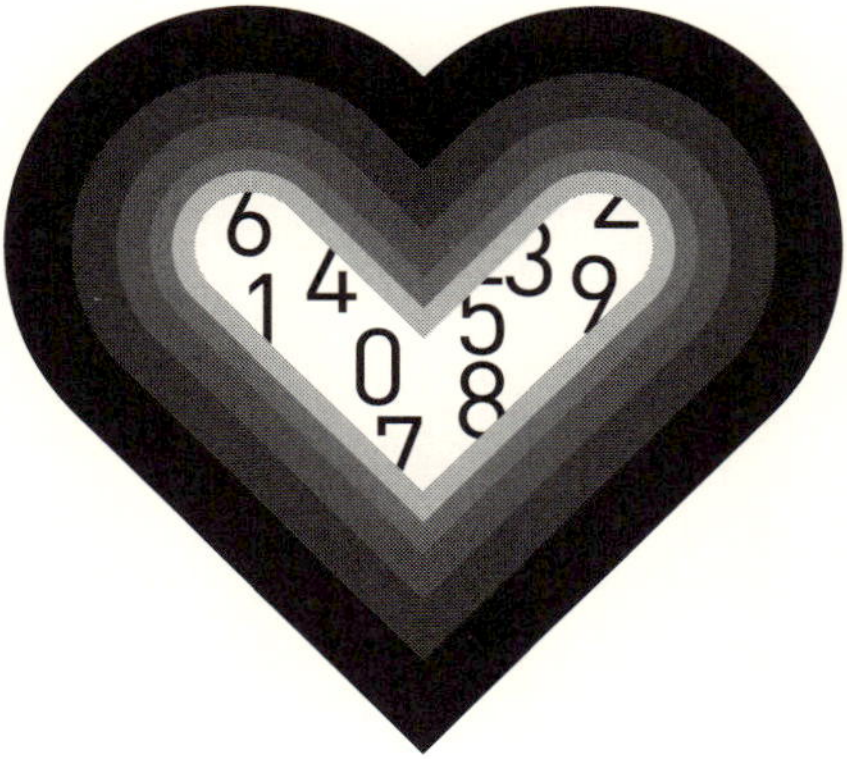

「圧縮効果（Telescoping Effect）」

1. Friedman WJ, Janssen SMJ. Aging and the speed of time. Acta Psychol 134:130?141, 2010.
2. Jansari A, Parkin AJ. Things that go bump in your life: Explaining the reminiscence bump in autobiographical memory. Psychol Aging 11: 85?91, 1996.
3. Janssen SM, Chessa AG, Murre JM. Memory for time: How people date events. Mem Cog 34:138-147, 2006.

ケース
53

浮雲

未使用の紙は何色ですか？
ウェディングドレスの色は？
雪の色は？
看護師さんの服の色は？
玉子の殻の色は？

では、子育てをしている母牛が毎朝飲むものは何でしょう？

①牛乳
②水
③コーラ

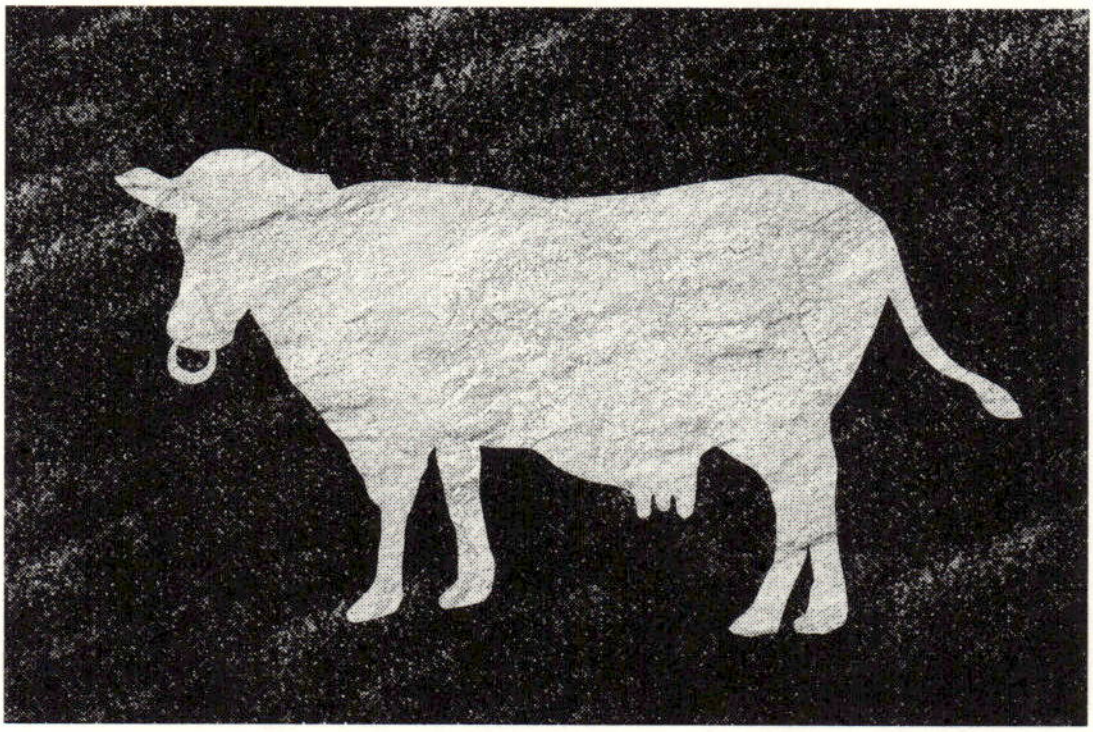

ごくごく飲みたい。

答え　②水

先行する5つの質問から「白」がイメージされ、うっかり牛乳と答えてしまう人が多いものです。正解は水です。[*1] 注意してください。牛乳を飲むのは仔牛です。母牛ではありません。

「私は正しく②水と答えられたぞ」とシタリ顔をしている読者の皆さん。そんな人こそ、無意識の自分に素直になってください。「引っ掛け問題に違いない」と疑ってかかり、「水」という答えに辿りついたのでしょうが、やはり真っ先に浮かんだ単語は「牛乳」だったはずです。

このように、前の経験に否応なしに心象が引きずられてしまう現象を「プライミング効果」と呼びます。[*2]

この効果は想像以上に強烈です。ときに何日も効果が残り、[*3] 本人の与り知らないうちに判断や意思決定に影響を及ぼします。本人が気づいていなければ修正しようがありません。無意識の偏見は、意識の偏見よりも質《たち》が悪いものです。

「プライミング効果（Priming Effect）」

1. Koch C. Consciousness: Confessions of a Romantic Reductionist. The MIT Press 2012.
2. Meyer DE. Schvaneveldt RW. Facilitation in recognizing pairs of words: Evidence of a dependence between retrieval operations. J Exp Psychol 90: 227-234, 1971.
3. Tulving E, Schacter DL, Stark HA. Priming effects in word fragment completion are independent of recognition memory. J Exp Psychol 8: 336-342, 1982.

ケース54

安心安全ブランド

洗面台の排水口が詰まってしまいました。ホームセンターにパイプ洗浄剤を買いに行くと、二つの商品が並んでいました。

一つは洗剤メーカーとして有名な会社の商品です。もう一つは聞いたことがない名前の会社です。

値段は同じでした。どちらの商品を買う人が多いでしょう。

① 有名メーカーの商品

② 初めて聞く会社の商品

答え　①有名メーカーの商品

野生の動物たちにとって、見知っているものに安心を感じることは大切な本能です。過去に出会ったものが安全なことは、「いま自分が生きている」ことが保証しているからです。前回出会ったときに少なくとも自分は殺されなかったのですから。

この「知っているものを好む」という本能が、進化の名残として、ヒトの脳へと受け継がれています。

設問のケースでは、無名会社のほうが優れた製品を作っている可能性もありますが、それでも安心感から有名メーカーの商品に手が行ってしまいます。

こうして脳は、何度も接している対象について、さらに好感度を高めてゆきます。[*1] テレビCMや広告、はたまた選挙活動で名前を連呼する行為は、こうした心理効果をねらったものです。

——選挙では、知らない候補者よりも、よく名前を聞く候補者に投票します。

——馴染みのないジャンルの音楽よりも、よく知った音楽を心地よく感じます。

——奇妙なオカルト話でも、何度も聞けば、次第に信じてしまいます。

——結婚相手が社内や同級生などの身近な人であることは珍しくありません。

「ブスは三日で慣れる」というヒドい言葉がありますが、実のところ、真理をついています。

ちなみに自分の外見は、毎日鏡を通じて見慣れています。だから、現実のレベルよりも自分を「魅力的だ」と勘違いしています。[*2、*3]

なお、もともと悪印象だった相手の場合は、何度も出会うと、さらに反感が増すこともあります。[*1]

「単純接触効果（Mere-exposure Effect）」

1. Bornstein RF, Craver-Lemley C. Mere exposure effect. In Pohl RF, Cognitive illusions: a handbook on fallacies and biases in thinking, Judgement and Memory. Psychology Press, 2004.
2. Atasoy O. You are less beautiful than you think. Sci Am, May 21, 2013.
3. Nestor MS, Stillman MA, Frisina AC. Subjective and objective facial attractiveness: ratings and gender differences in objective appraisals of female faces. J Clin Aesthet Dermatol 3:31-36, 2010.

ケース55

ライブ当日

チケット代が5000円のコンサートに行くシーンを思い浮かべてください。

場面A――コンサート会場についたら、チケットを家に忘れてきたことに気づきました。もうすぐ開演。取りに戻る時間はありません。

場面B――当日券を買おうと会場に向かう途中、5000円札を1枚落としてしまいました。

財布にはまだ所持金があります。どちらの場合が、チケットをより強く買おうと思うでしょうか。

①場面Aのほうがチケットを買う傾向が強い
②場面Bのほうがチケットを買う傾向が強い

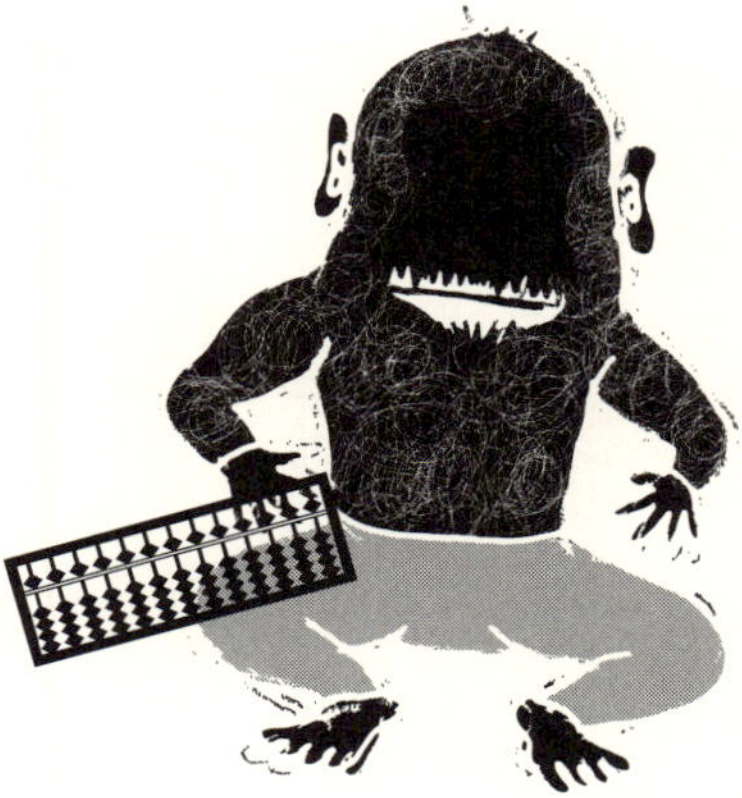

合理的経済人。

答え　②　場面Bのほうがチケットを買う傾向が強い

同じ金銭の動きであっても、どのような状況（フレーム）で眺めるかによって、決断の方向性が変わります。[*1]

どちらの場面も5000円損しているという点で同じです。しかし、脳は「数学的には同等である」などという合理的な判断はしません。

選択肢①では、自己投資は前売り券の購入によってすでにすんでいます。これを自分の過失によって持参してこなかった場合、同じチケットを二度買う気にはならないものでしょう。チケットを忘れてきたという「損した感覚」に加えて、同じチケットに「余計な出費をする」という感覚が生まれますから、二重に損をした気分になるわけです。だから、チケットを買い直すと、ひどく損した気分がします。

一方、選択肢②では、チケットを買うことは「自己投資」に相当しますから、所持金の紛失問題とは別フレームとして切り分けることができます。

「フレーミング効果（Framing Effect）」

1. Tversky A, Kahneman D. The framing of decisions and the psychology of choice. Science 211:453-458, 1981.

ケース
56

ある晴れた日に

楽しみにしていた遠足の日程が近づいてきました。当日の天気が気になります。

あなたはどれに当てはまりますか。

①私は晴れ男（晴れ女）だ

②私は雨男（雨女）だ

③どちらでもない

答え　人によって異なる（正しくは③です）

私（著者）は自称「雨男」です。学生時代のアルバムを開くと、旅行写真は雨の風景が多いからです。もちろん私がそこに行かなくとも雨は降ったはずですから、雨男は迷信にすぎません。

ところが脳の判断はちょっぴり複雑です。「自分の仮説や信念」に一致する例を重要視する傾向があるのです。血液型占いや動物占いを見て「あるある！　私にはそういう面がある」と妙に納得するのも、この効果によるものです。これが社会全体に拡張すると、いろいろな迷信が生まれます。

結局、都合のよいことしか見えず、自分の信念に一致したときには「ほら！　まただ」と確信を深め、逆に一致しないときには「そういう例外もあるさ」と無視します。[*1]

――田舎の人は親切だ

――満月の夜は出産が増える

——暗闇で本を読むと目が悪くなる

などなど（いずれも正しくありません）。

社会的通念は修正されにくいものです。先入観をもって世界を眺めるという、この脳のクセは無視できません。なぜなら「だからB型は〇〇なんだよ！」「やっぱり女は……」「どうせ黒人は……」といった類型化に発展して、偏見や差別の感情を生むことがあるからです。

警察による犯罪捜査と証拠の取り扱い、研究室での実験的証拠など、プロの現場ですらこの脳のクセは問題になることがあります。

インターネットにはさまざまな情報や意見が飛び交っています。しかし、実際には、自分の信念に沿う記事ばかり閲覧する傾向があります。[*2] 加えて、ソーシャルネットワークでは似たもの同士がつながっていますので、好みの記事が当人にもともと届きやすい構造になっています。さらに最近では、閲覧履歴から当人の興味を惹《ひ》きそうなサイトが上位に自動表示されるため、自分への確証がさらに強まる素地が増えています。

「確証バイアス（Confirmation Bias）」

1. Nickerson RS. Confirmation bias: A ubiquitous phenomenon in many guises. Rev Gen Psychol 2:175-220, 1998.
2. Bakshy E, Messing S, Adamic LA. Exposure to ideologically diverse news and opinion on Facebook. Science 348:1130-1132, 2015.

ケース 57

矛盾に満ちた社会に生きる

あなたは公平に振る舞っていますか。

もちろん人間である以上、いつも公平に振る舞うことは難しいものです。ときには特定の個人をエコ贔屓《ひいき》したり、周囲に八つ当たりしてしまうことはあるでしょう。それはあくまで「人間らしさ」の裏返し。

一方、この世は理不尽です。自由や平等とは名ばかり。差別やいじめ、汚職、詐欺《さぎ》など、暗いニュースがあとを絶ちません。

そんな陰湿な世の中で、さて、あなたは「世間の平均」に比べれば、それなりに公平に振る舞っているほうでしょうか。

そんなアンケートをとると、次のどちらの答えが多いでしょうか。

① 平均よりは公平です

② 平均より不公平です

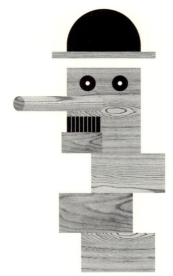

私って……。

答え　①平均よりは公平です

ほぼ100%の方が①と答えます。つまり、ヒトは自分のことを不公平だと考えていないのです。これは「平均以上効果」と呼ばれます。

他の例としては以下のものがあります。

——車の運転手の69%が自分を「平均よりも運転がうまい」と評価しています。[*1]

——高校生の70%が「自分の指導力は同級生たちに比べて平均以上だ」と答えます。[*2]

——大学教授の94%が「自分は同僚の教授たちよりも優れている」と考えています。[*3]

いずれの回答も「平均値」の定義にそぐいません。

人は自分を正しく評価できないだけでなく、勘違いして「平均よりよい」とみなすあたりに、なんとも愛嬌があります。

しかし、この傾向には注意も必要です。誰も自分を「不公平な人間だ」と思っていないからこそ、社会から差別やいじめがなくならないのですから。

「平均以上効果（Better-Than-Average Effect）」

1. Svenson O. Are we all less risky and more skillful than our fellow drivers? Acta Psychol 47:143-148, 1981.
2. Alicke MD, Govorun O. The better-than-average effect. In Alicke MD, Dunning DA, Krueger JI, ed., The Self in Social Judgment. Psychology Press 85-106, 2005.
3. Cross KP. Not can, but will college teaching be improved? New Directions Higher Educ 17:1-15, 1977.

ケース
58

ホント正しいあるよ

キリンはラクダよりも長いあいだ水を飲まずに生活できます。本当です。この事実を、とある二人が、アメリカ人に説明しています。一人は英語を母国語とする人、もう一人は英語を外国語とする人です。

どちらのほうが信じてもらえたでしょうか。

① ネイティブの英語で説明する人
② たどたどしい英語で説明する人

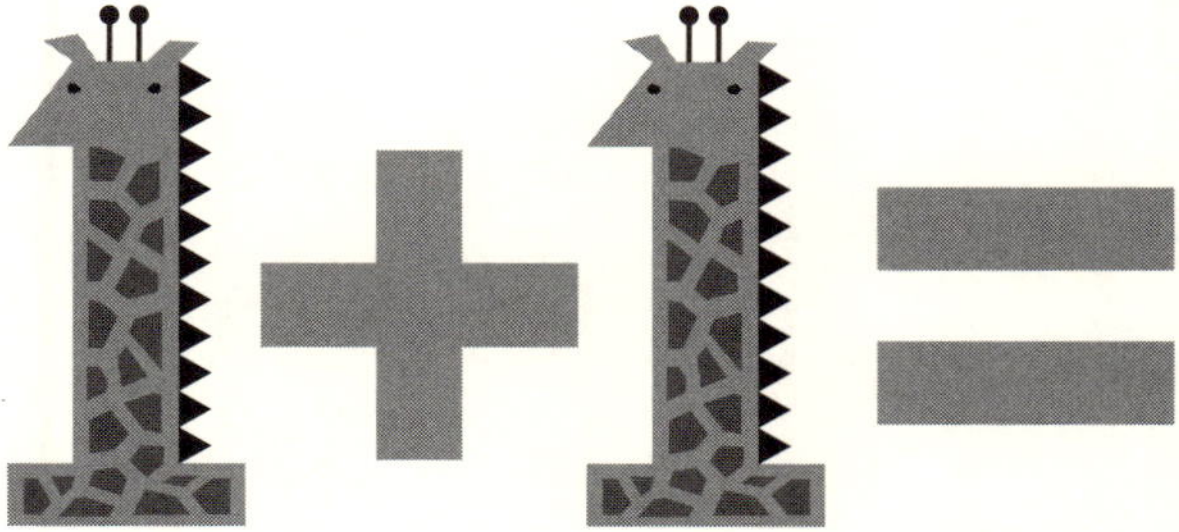

これを英語で言えますか。

答え　①ネイティブの英語で説明する人

話の信頼度を採点してもらったところ、流暢な英語は、たどたどしい英語よりも10％以上も高い点数を獲得しました。[*1]

ネイティブでない英語は聞き取りにくいからです。海外ビジネスを展開するときも、カタコト英語で信用を勝ち得るのは骨が折れます。

一般に脳は、簡単なものが好きです。難易度が低いだけで「正しい」と勘違いしがちです。[*2]

読みにくい文字で書かれたものは、内容が難しいと評価されます。[*3] 発音しやすい企業名は、株式公開の際により投資されます。[*4]

この傾向は、思い出しやすいものを正しく感じたり（ケース20）、何度も聞いていると正しいと感じたり（ケース54）することに並び、脳の判断に見られる典型的な真実性の錯覚です。

知識や学力を自慢するために、わざわざ難しい言葉や表現を駆使して博識ぶる人がいます。しかし得することは何もありません。そうした高慢な姿勢は、わかりやすいプレゼンによって容易に駆逐されます。

「流暢性の処理（Processing Fluency）」

1. Lev-Ari S, Keysar B. Why don't we believe non-native speakers? The influence of accent on credibility. J Exp Soc Psychol 46:1093-1096, 2010.
2. Bennett D. Easy=True. The Boston Globe, January 31, 2010.
3. Reber R, Schwarz N. Effects of perceptual fluency on judgments of truth. Consci Cog 8:338-342, 1999.
4. Alter AL, Oppenheimer DM. Predicting short-term stock fluctuations by using processing fluency. Proc Natl Acad Sci USA 103:9369-9372, 2006.

ケース59

注文の多い喫茶店

友人との待ち合わせまであと30分ほどあります。喫茶店で読書をして時間を潰しましょう。

ちょうど目の前に喫茶店が2軒ありました。どちらも、これといった特徴のない平凡な店です。

一方は、別の場所でふらりと入ったことのあるチェーン系列のコーヒーショップです。もう一方は知らない喫茶店です。

どちらの店に入る人が多いでしょうか。

①入ったことのある喫茶店に入る
②見知らぬ喫茶店に入る

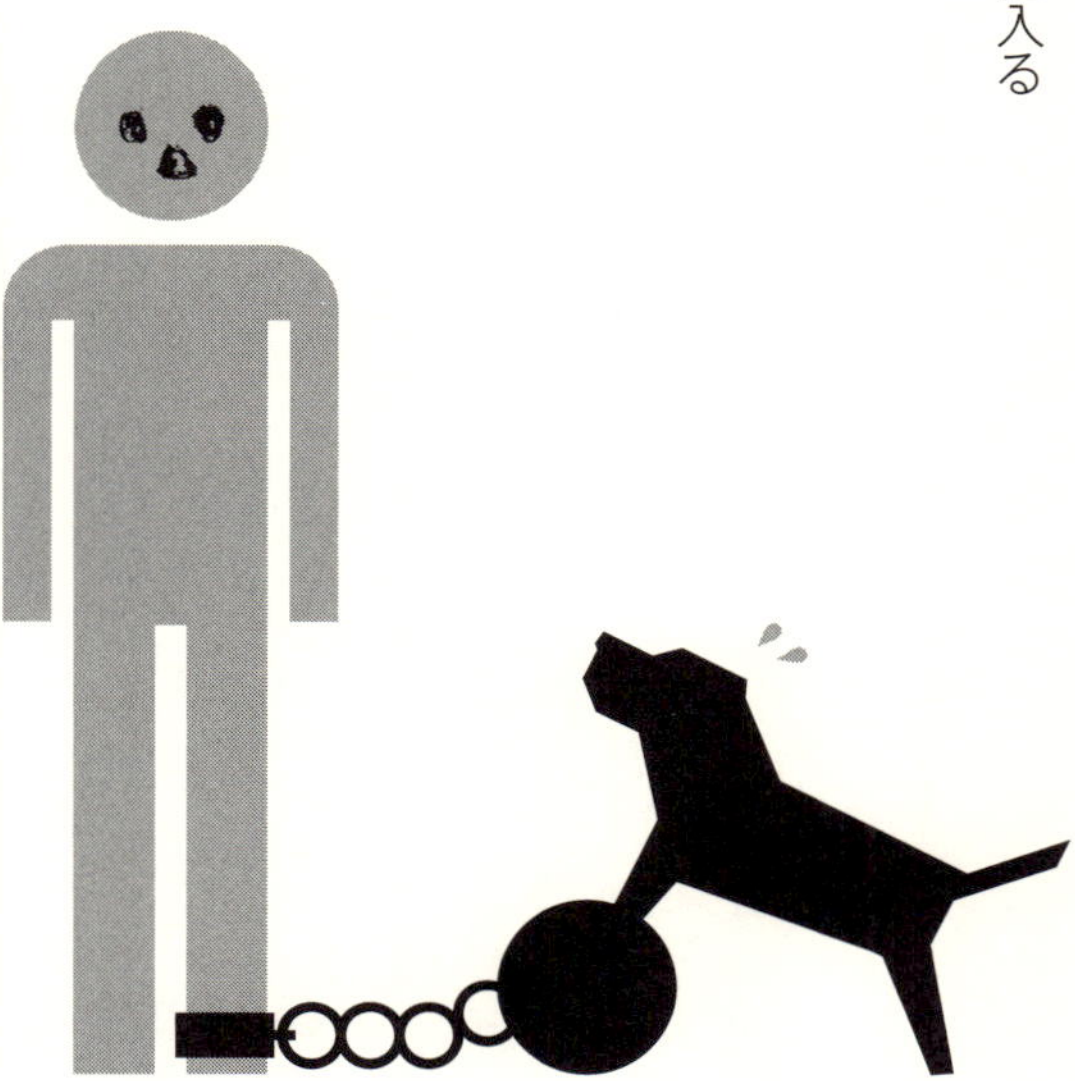

自由をください。

答え　① 入ったことのある喫茶店に入る

脳は一度決断を下すと、その決断によって将来の自分の行動を縛ります。[*1] 調査の結果、単に時間を潰すだけならば、知っている喫茶店に入る人が多いようです。

たとえば、たまたまあるファーストフード店にふと入ると、次にまた入りやすくなります。最初は「何の気なしに」だった行動も、それが繰り返されることで、習慣として固定されます。すると、深く考えずに、また同じ店に入ります。

あるいは、たまたまなんらかの機会で親友の誕生日にプレゼントを買ってあげると、翌年も買ってあげる傾向が高まり、そのうちに自分を「誕生日プレゼントを贈るタイプの人間だ」と考えるようになります。

知らぬ間に自己イメージの奴隷になってしまうのが脳です。脳は過去の自分の行為を模倣します。この傾向が、常連やルーチンのルーツになります。

「自己ハーディング（Self-herding）」

1. Ariely D. The upside of irrationality: The unexpected benefits of defying logic at work and at home. Harper Collins, 2010.

ケース60

許されざる者

万引きを繰り返す手癖の悪い男が近所に住んでいます。
ところが最近、彼が空き巣の被害にあったことを聞きました。
どちらの感情を持つ人が多いでしょう。

① バチが当たったんだ
② 気の毒に

答え　①バチが当たったんだ

世の中は理不尽です。明確な理由もなく不幸が襲い来るものです。しかし、こうした不条理さや無根拠さは、心理的には認めがたいものです。なぜならヒトは物語を求める生き物だからです。

脳は因果応報が大好きです。「良い行いをすればいずれ報われ、悪い行いをすれば罰せられる」という勧善懲悪の幻想に取り憑かれています。[*1]

――旅行先で晴れたのは素行が良いから。

――交通事故にあったのは初詣に行かなかったから。

――病気になったのは酒のせい。

こうして成功も失敗も自ら招いたものだと当人の自己責任に帰着されます。

一般に、こうした因果応報への傾倒は、善行を促進するという好ましい心理作用をもたらします。

しかし、たまたま事件や事故に巻き込まれてしまった被害者について、ついアラ探しをして「被害にあうべき理由があったはずだ」と、不幸を合理化することもあります。「そんな短いスカートをはいていたら痴漢にあうのは当然だ」などがそれです。これは「被害者非難」と呼ばれる現象で、ときに差別の原因にもなります。

「公正世界仮説（Just-world Hypothesis）」

1. Furnham A. Belief in a just world: research progress over the past decade. Pers Indiv Diff 34:795-817, 2003.

ケース61
お気に入りの価値

手持ちのCDで、一番お気に入りのものを思い浮かべてください。

ある人があなたに「そのCDを売ってほしい」と頼んできました。定価1000円のシングルCDです。いくらで売りますか。

次のどれが一番多かったでしょうか。

① 1000円よりも高い値段をつける
② 買ったときと同じ1000円で売る
③ 1000円未満の値段で譲《ゆず》る

思い出が詰まってる。

答え　①　1000円よりも高い値段をつける

たとえば10年使い込んだ茶碗を「新品の同じ茶碗に交換しますよ」と言われても、交換したくないのが人情でしょう。

脳は手に入れたものに愛着を感じ、手放すことに抵抗を感じます。新しいものを手に入れる快感よりも、すでに持っているものを失うことへの不快感に敏感なこの傾向を、「保有効果」と言います。[*1]

愛着によって不適切な行動をとってしまうことはよくあります。株を売る好機を逃してしまったり、無目的に貯金してしまったり、読みもしない本で本棚をいっぱいにしたり……。

「1週間お試し無料。お気に召さなければ返品できます」という通信販売でも、実際に返品する人は少ないそうです。保有効果をうまく利用したビジネスと言えます。

付き合った期間が長い恋人にも保有効果が働きます。

「保有効果（Endowment Effect）」

1. Kahneman D, Knetsch JL, Thaler RH. Experimental tests of the endowment effect and the Coase theorem. J Pol Eco 98:1325-1348, 1990.

ケース62

白の闇

イギリスの権威ある科学専門誌『ネイチャー』に、「子供の頃に部屋の照明をつけたまま寝かしつけると、大人になってから近視になる可能性が高い」という論文が発表されました。[*1]

この調査データが発表されたとき、親の対応はどちらが多かったでしょう。

① 子供の寝室の照明はきちんと消そう

② 気にせず照明をつけたまま寝かせよう

答え　① 子供の寝室の照明はきちんと消そう

子供の将来を案じ「少しでもよい対応を」と考えるのは、親心として当然です。

しかし、科学データを見るときは、因果関係と相関関係の違いに気をつけなくてはなりません。「照明をつけたまま寝るから近視になる」のか、あるいは別の理由で近視になるため「見かけ上、関連している」ように見えるのかは、決定的に異なります。

先のデータが発表された後に、別の研究者が「近視は遺伝する」ことを指摘しました。[*2] 親が近視だと、遺伝的に子供も近視になる率が高いというのです。つまり、近視の親は、暗がりでは子供がよく見えませんから、常夜灯をつけたまま寝ることが多いのです。

結局、「照明を消して寝かせても近視になる確率は変わらない」と、データ解釈が修正されました。

脳は二つの事象が関連していると、その裏に原因と結果の関係があると思い込みがちです。[3]

とくに強い印象を与える場合は、1回のイベントで因果関係を創作します。「あの地震には予兆があった」「彼がガンになったのはタバコが原因だ」「合格したのは神社に祈願したからだ」。

感情が高ぶって自制心を失っているときほど、因果関係を倒錯的に知覚しがちです。[4] 相棒の浮気、友人の背信、取引先の陰謀――嫌な予感を覚えたときは、自分が冷静な精神状態にあるかをまずチェックしてみましょう。

これは専門家でも問題になります。「砂糖は太るのか」「早期教育は有効か」「二酸化炭素は地球温暖化の原因か」[5]――科学の現場でさえ冷静に因果関係を証明することは難しいのです。

「錯誤相関（Illusory Correlation）、パレイドリア（Pareidolia）」

1. Quinn GE, Shin CH, Maguire MG, Stone RA. Myopia and ambient lighting at night. Nature 399:113-114, 1999.
2. Gwiazda J, Ong E, Held R, Thorn F. Myopia and ambient night-time lighting. Nature 404:144, 2000.
3. Plous S. The psychology of judgment and decision making. McGraw-Hill, 1993.
4. Whitson JA, Galinsky AD. Lacking control increases illusory pattern perception. Science 322:115-117, 2008.
5. Pielke RA Jr, Oreskes N. Consensus about climate change? Science 308:952-954, 2005.

ケース
63

気になる体型

どちらの衣装が痩せて見えるでしょう。

①縦ストライプの模様

②横ストライプの模様

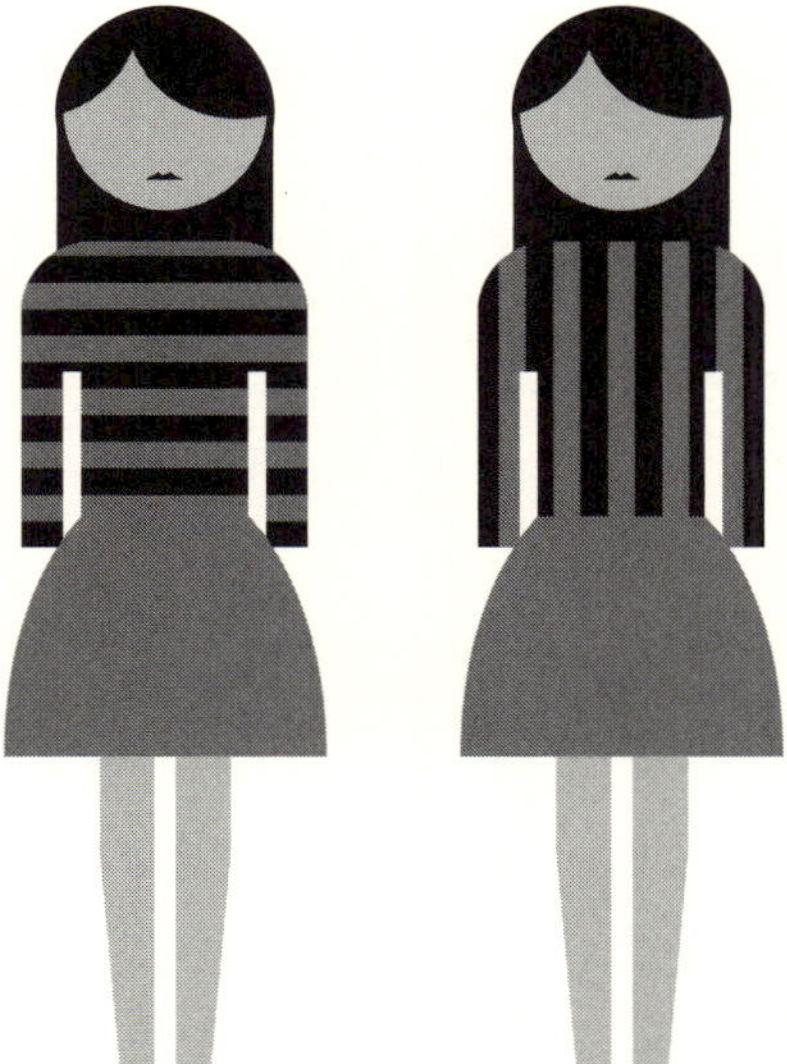

② ①

答え　①縦ストライプの模様

　下図は「フィック錯視」と呼ばれる目の錯覚です。[*1] 縦棒と横棒は同じ長さですが、縦棒のほうが長く感じられます。縦の線分は引き伸ばされて見えるのです。

　これを利用した方法が設問のケースです。濃色の腰ベルトが横線のアクセントとなり、縦の長さがさらに目立つようになります。次ページのようにピッチ間隔が狭くなると、さらに効果が高まります。

　男性の場合は、白シャツのみのクールビズよりは、濃色のネクタイを締めたほうが、体格が引き締まって見えます。

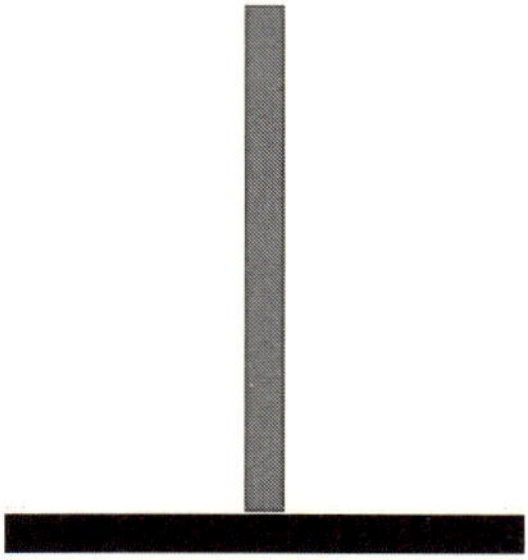

「フィック錯視（Fick Illusion）」

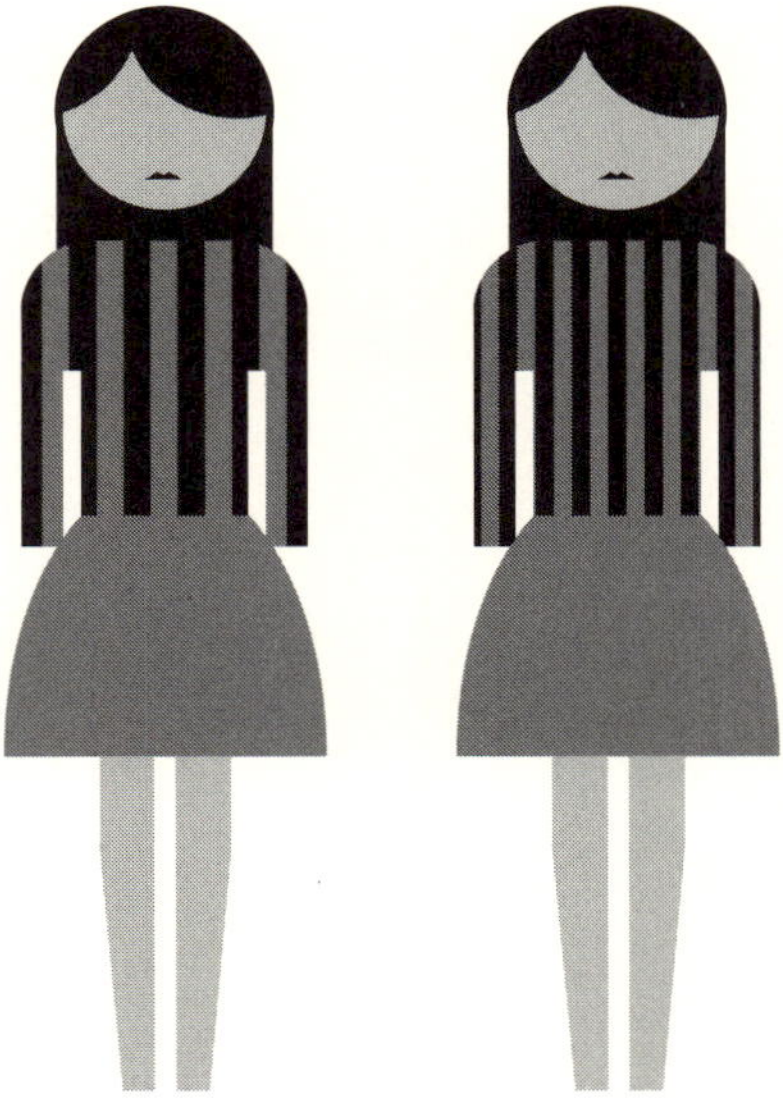

1. Fick A. Da errone quodam optic asymmetria bulbi effecto. Marburg, 1851.

ケース
64

君の名は希望

アメリカのある大学で、名前を記入しない数学テストが行われました。学生の大半は白人ですが、一部に黒人が含まれています。

そこで次の二つの設定を用意しました。

テストA　完全に匿名で試験する
テストB　匿名だが、白人か黒人か、人種を書く欄を設ける

どちらのテストのほうが白人と黒人の成績に差が大きくなったでしょうか。

①完全に匿名のほうが点差は大きい（テストA）
②人種を書くほうが点差は大きい（テストB）
③どちらも変わらない

答え　②人種を書くほうが点差は大きい（テストB）

人はものごとを類型化しがちです。その矛先《ほこさき》は自分に対しても向けられます。とくにマイノリティに属している場合は、孤独感や被差別ステータスなどの（架空の）敗北感から、「周囲の人が自分たちのことを劣っていると見なしている」と卑屈になりがちです。

こうした否定的な固定観念は、自分像への呪縛となり、相手のちょっとした発言や仕草にさえ敵意や悪意を読み取りがちになります。過敏な被差別感による精神的疲弊は、幸福感だけでなく、知的能力も低下させます。

設問のケースでも、本来は白人と黒人に学力の差はないはずですが、社会におけるマイノリティであることを自認することによって、黒人の点数が低下することが知られています。[*1、*2] その結果、敗北感がさらに増幅します。すると、能力差が明らかになることを避け、試験自体を怖がるようになります。

「卑屈」の悪循環は、人種差だけでなく、裕福vs貧乏、高学歴vs中卒、男vs女、都会vs田舎など、さまざまな差異でも生じます。

設問のケースでも、スポーツの授業になると立場が逆転します。こんどは、白人のほうが黒人に対して劣等感を抱くのです。また、数学の授業では、白人は黄色人に対して劣等感を抱き、試験を避ける傾向があります。

「自惚《うぬぼ》れ」による悪循環もあります。たとえば成績が悪い生徒を「やればできる」と鼓舞する場合です。生徒は「やればできる」と慢心することで、「ならば今やらなくてもよい」と考えます。結果として、努力を怠り、周囲との差は次第に広がります。当然、今さらやっても追いつかない状況に陥ります。もはや勉強したところで「やってもできない自分」が証明されるだけですから、勉強をしないという姿勢を守ります。勉強さえしなければ「やればできる」という自尊心が保たれるからです。

「ステレオタイプ脅威（Stereotype Threat）」

1. Steele CM, Aronson J. Stereotype threat and the intellectual test performance of African Americans. J Pers Soc Psychol 69:797-811, 1995.
2. Walton GM, Cohen GL. A brief social-belonging intervention improves academic and health outcomes of minority students. Science 331: 1447-1451, 2011.

ケース65

あぁそは彼の人か

見知らぬ人と5分間だけ会話をしてもらいます。その後、会話がどれほど楽しかったかを100点満点で評価します。

実は、この会話の前に、相手の顔写真や年齢、身長、出身地、趣味などのデータを見て、この人との会話がどれほど楽しくなるだろうかを、事前に100点満点で予想してもらっていました。

同時に、この人が他人から過去に何点をつけられたかも知らされていました。

その後、実際に会話してつけたスコアは、自分が予想していた点数と、他人がつけた点数のどちらに近いでしょうか。

①自分の予想した点数に近くなる
②他人がつけた点数に近くなる

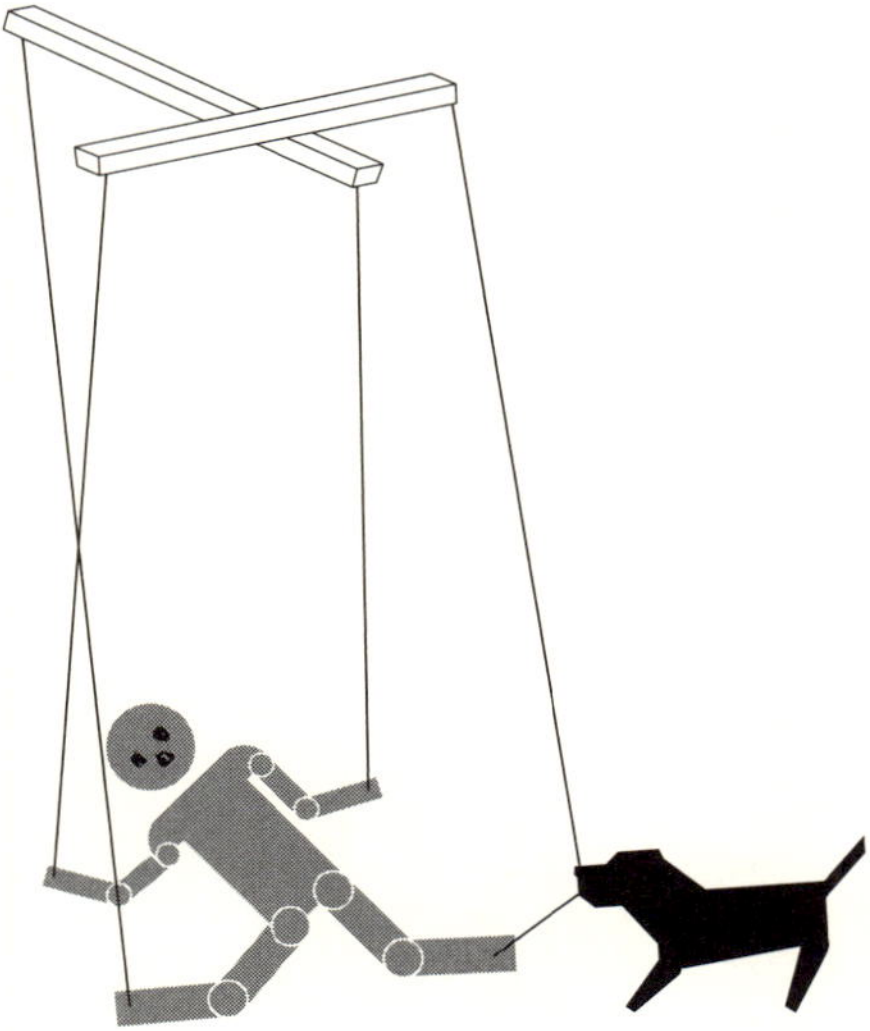

私、主体的。

答え　②他人がつけた点数に近くなる

人は他人の意見に流されがちです。[*1] 自分が実際につけた点数と他人がつけた点数の差は平均11点でしたが、自分の予想との差は平均22点もありました。

この実験からはさらに面白いことがわかります。事前に「自分の予測と他人の判断は、どちらが自分の実際の点数に近くなると思いますか」と訊ねると、89％もの人が「自分の予測」と答えるのです。つまり、「自分は他人の意見には流されない」と自信を持っているわけです。

これで驚いてはいけません。実験後に「自分の予想と他人の評価は結局どちらが当たっていましたか」と訊ねても、なんと、75％が「自分の予想のほうが正確だった」と答えるのです。記憶が歪められてしまっていて、他人の評価に引きずられていることに気づいていないのです。

人は、他人が下した評価を無意識のうちに吸収して、あたかも「自分の意見」であるかのように振る舞います。私たちの知性は傀儡《かいらい》です。

お見合いや合コンを設定するときに、会わせる相手を事前に褒《ほ》めておくほど、コトがうまく運ぶのは、こうした脳のクセによるものです。

「アドバイス効果（Advice Effect）」

1. Gilbert DT, Killingsworth MA, Eyre RN, Wilson TD. The surprising power of neighborly advice. Science 323:1617-1619, 2009.

ケース
66

外見だけでつかまえて

街で道に迷いました。

近くに二人の男性がいます。どちらに道を訊く人が多いでしょうか。

①さわやかな顔立ちの男性

②ボサボサ髪で無精ヒゲの男性

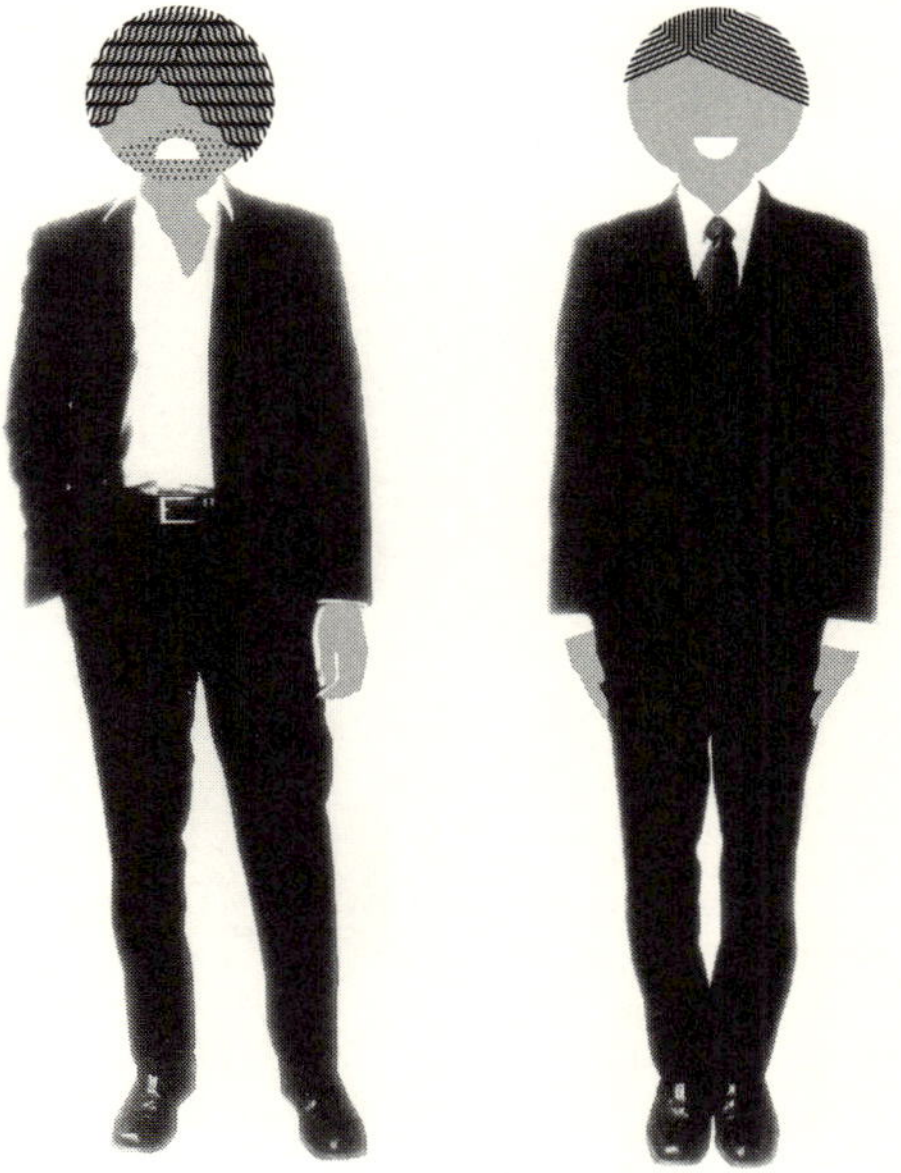

人は見かけによらない……。

答え　① さわやかな顔立ちの男性

脳は対象の全体をくまなく観察して判断することはありません。目立つ特徴に着目して、全体を判断します。[*1] ハロー効果です。ハローとは聖人の頭部上に描かれる光輪のことです。強い光を発しているので思わず目が行ってしまうことから、ハロー効果と名づけられました。

「人は見かけによらない」と口では言いながらも、「さわやかな男性」に声を掛けたくなるのが心情でしょう。結局は、顔立ちから性格や知性を判断してしまうものです。

たとえば、美人が窃盗罪を犯したときには「きっと何か理由があるのだろう」と刑が軽くなる傾向があるのに対し、同じ美人が詐欺罪を犯したときには「美貌で魅了して人を騙《だま》すとはけしからん」と刑が重くなります。[*2]

ハロー効果は、ブランド志向やファン心理にも関係しています。

逆ハロー効果もあります。全般的に優れた商品や書物であっても、一点でも欠陥が見つかると、全体の評価が引きずられて、ときに不当な酷評《こくひょう》に晒《さら》されます。

ちなみに、わずかなミスを鬼の首を取ったかのように嬉々としてあげつらう行為は、自己評価の低い卑屈な人によく見られます。

「ハロー効果（Halo Effect）」

1. Thorndike EL. A constant error in psychological ratings. J Appl Psychol 4:25-29, 1920.
2. Ostrove N, Sigall H. Beautiful but dangerous: Effects of offender attractiveness and nature of the crime on juridic judgment. J Pers Soc Psychol 31:410-414, 1975.

ケース67

悲しみよこんにちは

来月に大切な昇進試験があります。合格すれば人生の大チャンスですが、失敗すれば今後の出世は見込めません。

今からそんな想像はしたくはありませんが、もし失敗したらどう感じるでしょうか。何ヵ月くらい精神的に落ち込むでしょうか。

予想される自分の落ち込み期間と、（現実に失敗したとして）実際に落ち込む期間を比べると、どちらが長いでしょうか。

①予想される落胆期間のほうが長い
②同じくらい
③実際の落胆期間のほうが長い

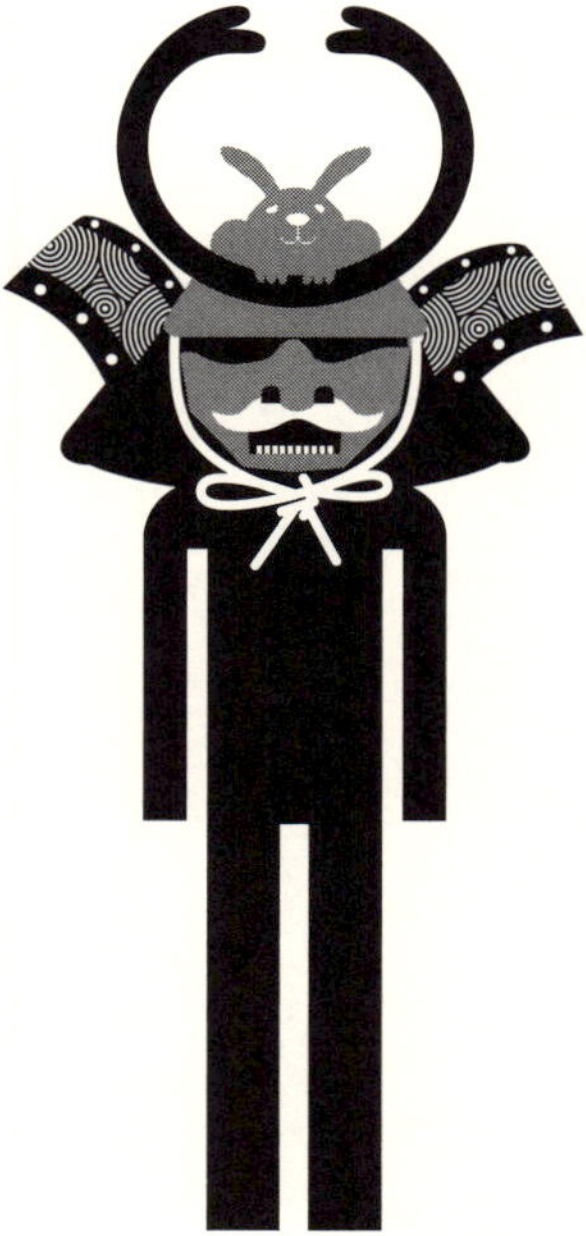

自己防衛。

答え　①予想される落胆期間のほうが長い

もちろん失敗すればショックは受けます。しかし実際には、想像していたほどにはクヨクヨしないことが知られています。[*1] 思ったよりも精神的な回復が早いのです。

学校のテストで悪い点数をとっても、[*2] 交通事故で身体障害者になっても同様で、[*3] 実際には本人が当初想定していたほどショックは長続きしません。

この現象は「心理学的免疫システム」と呼ばれます。悪しき経験に耐性を作り、嫌悪感情の埋め合わせをするのです。こうした心理学的防壁を巡《めぐ》らせることは、非情な現実に対処するために重要です。

嫌悪だけではありません。たとえば、何かの復讐に燃えていて、「汚名返上したらさぞかし爽快だろう」と思っていても、リベンジしたときの達成感はそれほどありません。[*4] 同じように、ゲームで賞金を勝ち取ったときや、[*5] 告白して恋が成《じょう》就《じゅ》したときも、[*1] 当初期待していたほどには感激しないことが心理実験から証明されています。

「持続時間の無視（Duration Neglect）、インパクトバイアス（Impact Bias）」

1. Gilbert DT, Pinel EC, Wilson TD, Blumberg SJ, Wheatley TP. Immune neglect: A source of durability bias in affective forecasting. J Pers Soc Psychol 5:617-638, 1998.
2. Wilson TD, Wheatley TP, Kurtz JL, Dunn EW, Gilbert DT. When to fire: Anticipatory versus postevent reconstrual of uncontrollable events. Pers Soc Psychol Bull 30:340-351, 2004.
3. Ubel PA, Loewenstein G, Schwarz N, Smith D. Misimagining the unimaginable: The disability paradox and health care decision making. Health Psychol 4:S57-62, 2005.
4. Carlsmith KM, Wilson TD, Gilbert DT. The paradoxical consequences of revenge. J Pers Soc Psychol 95:1316-1324, 2008.
5. Kermer DA, Driver-Linn E, Wilson TD, Gilbert DT. Loss aversion is an affective forecasting error. Psychol Sci 17:649-653, 2006.

ケース68

心の友よ

誕生日にお父さんからプレゼントをもらいました。スイッチを入れて、話しかけるとおしゃべりし返してくれるかわいいロボットです。人工知能を搭載していて、想像以上によくできています。

このロボットと会話していると、次のどちらのように感じる人が多いでしょうか。

①まるで人間みたい

②どうせ内部はコンピュータ制御さ

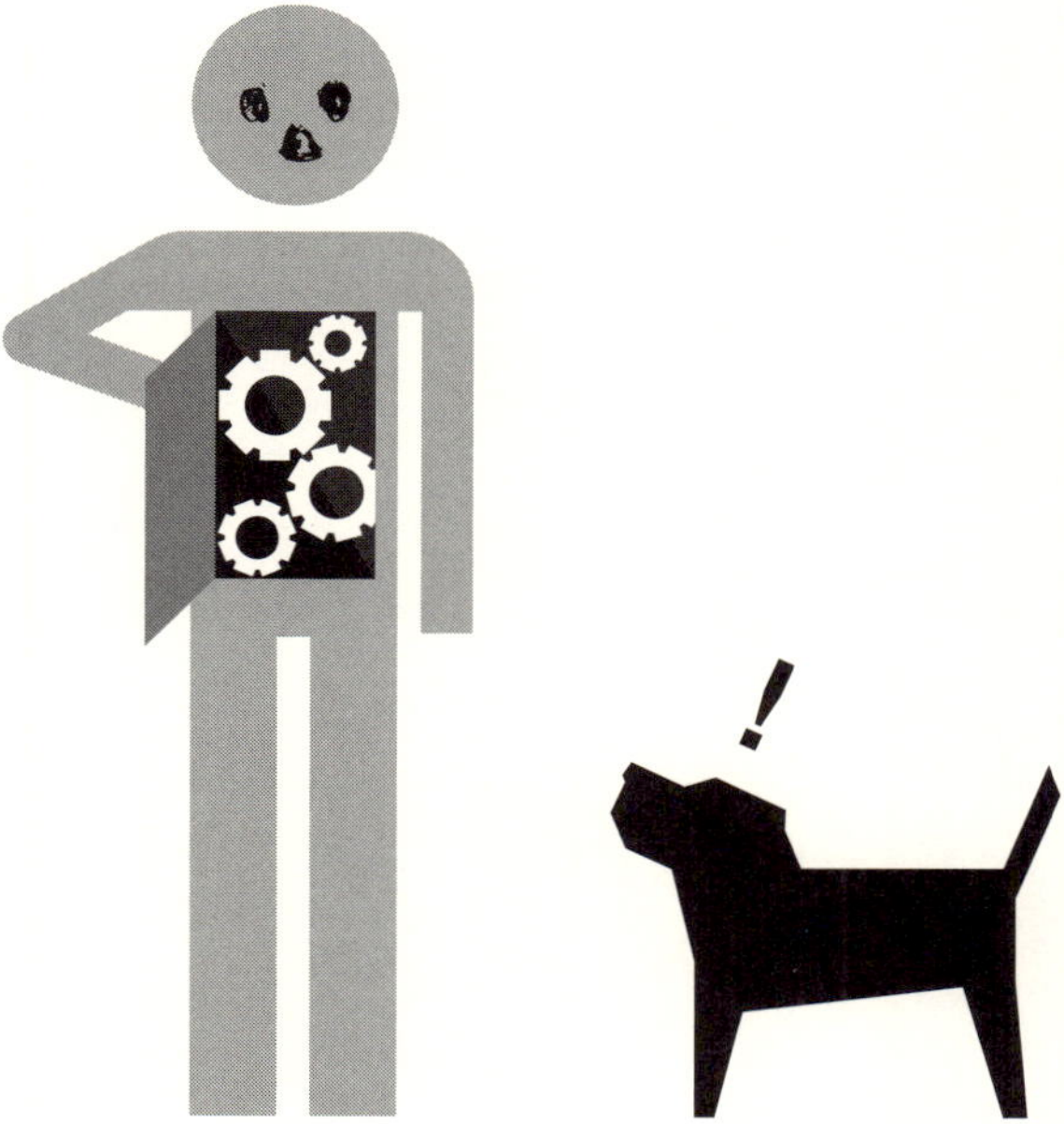

開けてびっくり。

答え　①まるで人間みたい

　脳は擬人化が大好きです。ヒト以外のものにヒトの心を見出すことで、勝手に親近感を覚えます。そして相手を理解したような気分になります。

　ペットと意思疎通ができていると勘違いしたり、森で見かけた愛くるしい動物たちにエサを与えたくなったり、一本松に侘《わ》びしさを感じたりするのも、擬人化が下地になっています。

　擬人化の対象は生き物とは限りません。太陽が照らす、荒波に飲まれる、天罰、などの表現は擬人化の典型例です。

　当然、擬人化は人工物、たとえばコンピュータにも向けられます。たまごっちなどの育成ゲームや恋愛ゲームは、「ただの無機的な計算さ」と冷静な感情を呼び起こさせないどころか、多くの人を熱中させます。

　ファービーやアイボ、ペッパーなど、高度な人工知能を備えた商品ロボットも人気です。掃除ロボットに名前をつけている人さえいます。故障すると、大切な人を失ったかのような脱力感に陥る「ロボットロス症候群」に悩む人まで出ています。

このように、コンピュータが人に似ていると無意識のうちに感じてしまう現象は、1966年に発表された初期のおしゃべりロボットの「ELIZA」にちなんで、「イライザ効果」と呼ばれます。[*1]

最近では、人工知能の心理カウンセラーも登場しています。[*2] 人間相手だと話しにくいプライベートな悩みでも打ち明けやすいという利点があるようです。

「イライザ効果（Eliza Effect）」

1. Turkle S. Eliza effect: Tendency to accept computer responses as more intelligent than they really are. Phoenix Paperback: London, 1997.
2. Bohannon J. The synthetic therapist. Science 349: 250-251, 2015.

ケース
69

歳と共に去りぬ

60歳以上の年輩者を二つのグループに分けて、次のような試験を行いました。

グループ1――「これから心理テストを行います」と説明して、
24個の単語が並んだリストを眺めてもらいます。

グループ2――「これから暗記テストを行います」と説明して、
24個の単語が並んだリストを眺めてもらいます。

その後、別の単語リストを見せ、「先ほどのリストにあった単語をすべて挙げてください」と訊ねます。

どちらのグループがより多くの単語を正しく挙げたでしょうか。

①心理テストと説明したグループ1のほうが多くの単語を覚えていた

②暗記テストと説明したグループ2のほうが多くの単語を覚えていた

答え　①心理テストと説明したグループ1のほうが多くの単語を覚えていた

年輩者は「歳をとると記憶力が落ちる」と信じています。すると、その信念通りに記憶力が低下します。[*1]

下のグラフを見てください。「暗記テストです」と説明すると、それだけで点数が半分近くに落ち込んでしまいます。若者ではこの効果は現れません。

重要なことは、どのグループも同じ「記憶テスト」を行っているという点です。心理テストと説明した場合は、若者も年輩者も高得点を示します。つまり、「記憶力は歳をとっても衰えない」ということです。衰えたように感

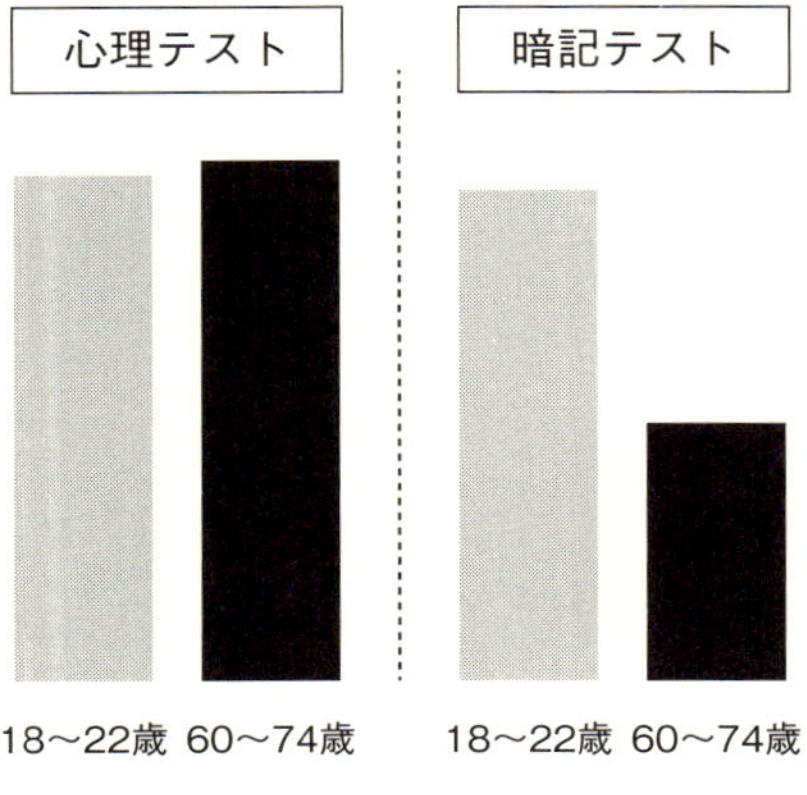

じるのは、自分に向けて「衰えた」と暗示しているからに他なりません。

たとえば、「忘れっぽい」「しわ」「孤独」など老齢をイメージさせる単語を見ると、若い人でも歩く速度が老人のように遅くなることが知られています。[*2] 本人の意識にのぼらないように、さりげなく単語を見せても効果が現れます。

逆も真です。5分間（老人のように）ゆっくり歩かせると、老齢に関連する言葉を単語リストから見つけやすくなります。

これは医療現場でとくに重要です。本来は効果のないニセ薬でも、医者に「よく効く」と言われて処方されると本当に効果が現れることがあります。[*3] 信頼できる医者であるほど、またニセ薬が高価であるほど、よく効くことが知られています。

やはり、前向き思考は大切！

「偽薬効果（Placebo effect）」

1. Thomas AK, Dubois SJ. Reducing the burden of stereotype threat eliminates age differences in memory distortion. Psychol Sci 22:1515-1517, 2011.
2. Bargh JA, Chen M, Burrows L. Automaticity of social behavior: Direct effects of trait construct and stereotype activation on action. J Pers Soc Psychol 71:230-244, 1996.
3. Gensini GF, Conti AA, Conti A. Past and present of "what will please the lord": an updated history of the concept of placebo. Minerva Med 96:121-124, 2005.

ケース 70

ペットのしつけ

ハトの実験です。ブザー音が鳴ったらスイッチを押せば餌が出る。そんな装置にハトを入れると、ハトは正しいタイミングでスイッチを押して餌を得ることができるようになります。

そこで、音やスイッチとは関係なく、あるとき突然餌が出るような仕掛けにしてみました。さてハトはどうしたでしょうか。

① じっと餌を待った

② 不思議な踊りをした

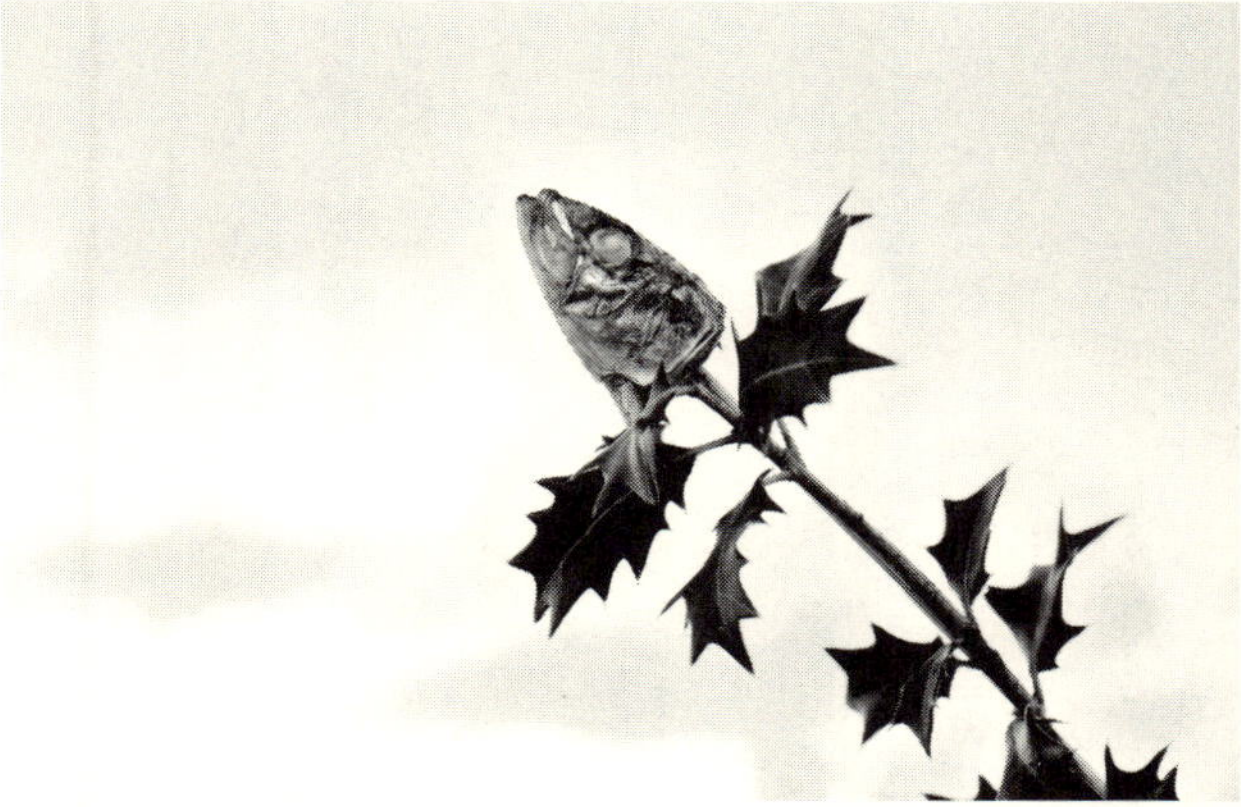

信心深い。

答え　②不思議な踊りをした

突然餌が出ると、ハトには因果関係がわかりません。原因がわからないとき、「法則」を探したくなるのが脳です。たまたま餌が出たときにとっていた姿勢が、餌を得た理由だと勘違いし、そのときの姿勢を繰り返すようになります。

実際に実験すると、クルクルと回ったり、頭を振ったりと、ハトによってさまざまなルーティン、つまり「儀式」を行うようになりました。[*1]

脳は数少ない経験でも法則化しがちです。これを「少数の法則」と呼びます。偶然の出来事が二、三回重なったら、「次もきっと……」と一般化したい感情を抑えるのは難しいものです。[*2] これが「迷信」が生まれる理由です。

ラッキーカラーやラッキー下着など、誰でも「験《げん》かつぎ」をするでしょう。たいていの場合は、数少ない成功体験から定式化された「儀式」にすぎません。

慣例はなかなか消えにくいものです。これを「消去抵抗」と言います。この傾向が確証バイアス（ケース56）によって促進されると、さらに強い信念へと発展します。

ジンクスや厄年《やくどし》といった社会的信念も多くはこの原理によるものです。

「少数の法則（Law of Small Numbers）、消去抵抗（Resistance to Extinction）」

1. Skinner BF. 'Superstition' in the pigeon. J Exp Psychol 38:168-172, 1947.
2. Walton D. Rethinking the fallacy of hasty generalization. Argumentation 13:161-182, 1999.

ケース71

自分探しの旅

占い師に見てもらったところ、「あなたは外見的には気丈に振る舞っていますが、内向的で用心深く、ときに遠慮がちなところがありますね」と指摘されました。

こう言われたとき、次のどちらの感想を持つ人が多いでしょうか。

①たしかに当たっている

②まったく私のことを理解していない

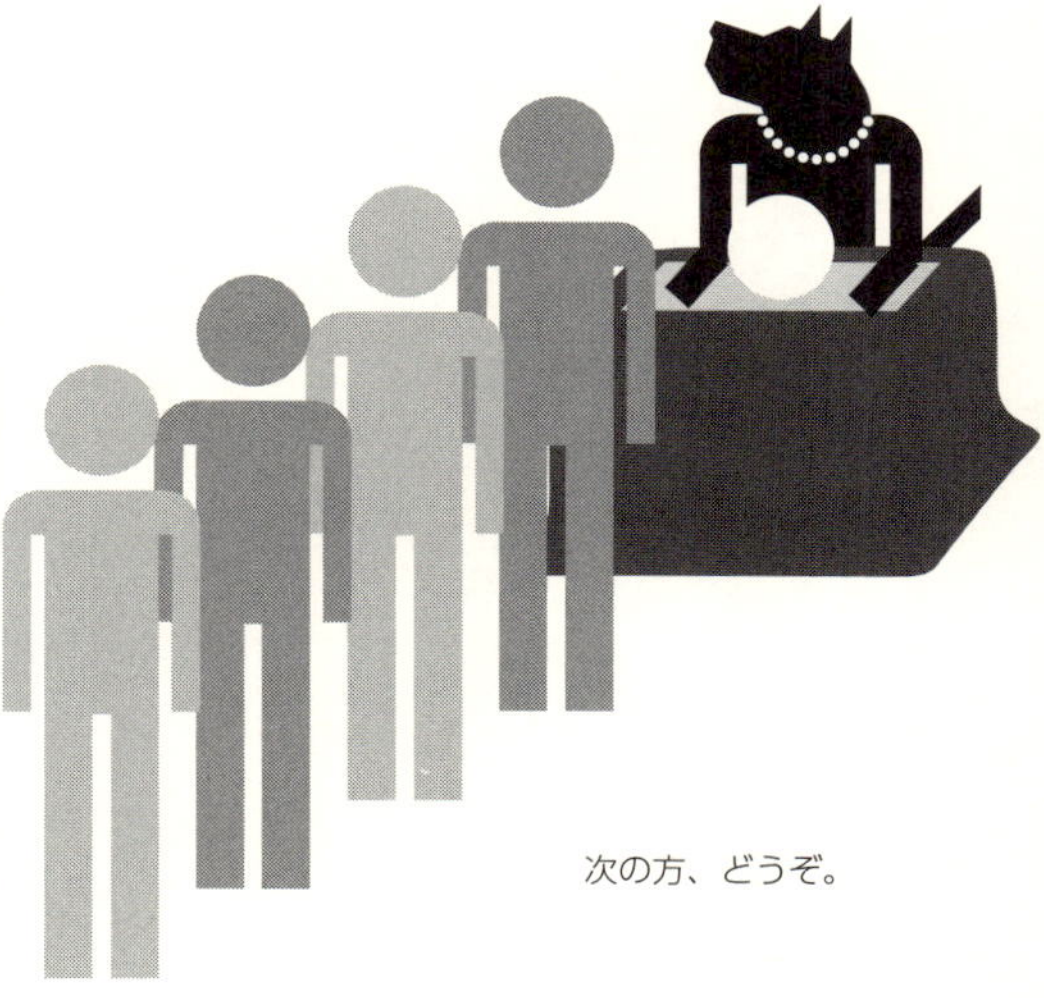

次の方、どうぞ。

答え　①たしかに当たっている

ほとんどの人が、この占い師の言葉に該当するのではないでしょうか。ところが脳は、普遍的な事実を指摘されたとき、「そんなことは誰にでも当てはまるさ」と醒《さ》めた目で考えず、「自分にぴったり！」と感激します。[*1]

このように「自分にだけ適合する」「自分のための言葉だ」と信じてしまう傾向は「バーナム効果」と呼ばれ、星占いや血液型占いに広く活用されています。とくに、コメントする人がその分野の権威だったり、内容が前向きだったりすると、効果はさらに高まります。[*2]

これは相談を受けたときに有効です。とくに、相手がどんな人かがよくわからない場合は、相反する二つの性格を入れ込むと効果的です。

――表面では明るく振る舞っていますが、心では葛藤していますね。

――あなたは現実主義のところもありますが、意外とロマンチストな面を持っていますね。

相手は「この人に相談してよかった。私のことをわかってくれている」と信頼をおいてくれるはずです。

「バーナム効果（Barnum Effect）」

1. Forer BR. The fallacy of personal validation: A classroom demonstration of gullibility. J Abn Soc Psychol 44:118-123, 1949.
2. Dickson DH, Kelly IW. The 'Barnum effect' in personality assessment: a review of the literature. Psychol Rep 57:367-382, 1985.

ケース 72

キャンバスに描く

シマウマのシマ模様について聞きました。
どちらの答えが多いでしょう。

①白地に黒シマ模様
②黒地に白シマ模様

答え　①白地に黒シマ模様

自分の世界こそ自分のすべてです。いや、厳密に言えば、自分の脳内世界以外の「世界」は知る由《よし》もありません。だから脳は、残念ながら、自分が正しいか間違っているかを、ほかと比較しながら判定することはできません。

だからでしょうか。自信過剰になります。*1 どんなに謙虚な人でも、どんなに気弱な人でも、堂々と「常識」に囚われて生きています。

ところが「常識」は所変われば「非常識」です。

日本人にとってシマウマは「白地に黒シマ」ですが、黒人に同じ質問をすると「黒地に白シマ」という逆の答えが返ってきます。黒い肌に白ペイントで化粧をする文化圏では、発想が逆転するのです。

改めて考えれば、シマウマの生息地はアフリカですから、現地の人々の言うように、黒地に白シマのほうが「正しい」とも言えます。

「正しさ」とは、その考え方にどれだけ長く慣れ親しんできたかで決まります。だから、あなたの正しさの基準は、個人や社会が異なればあっさりと崩壊します。

結局のところ、正誤とは「心地よさ」や「快適さ」の度合いでしかなく、究極的には「好きか嫌いか」の問題に帰着します。たとえば、「君の態度は間違っている」と自信満々に怒る人がいますが、「君の態度は嫌いだ」と言い換えても意味は変わりません。

ところが残念ながら、脳は自分が培ってきた好悪観を無条件に「正しい」と思いがちです。個人の価値基準を「正誤の基準」だと勘違いすると、差別にもつながりかねません。ウルトラマンやアンパンマンも、見方を変えれば「常に暴力で問題解決を試みる悪人」です。

常識と非常識、正義と不義、善と悪、快と不快、正常と異常、得と損、健康と病気――あらゆる二律背反は、立場によって定義が反転し、線引きは曖昧です。

「過信効果（Overconfidence Effect）」

1. Pallier G, Wilkinson R, Danthiir V, Kleitman S, Knezevic G, Stankov L, Roberts RD. The role of individual differences in the accuracy of confidence judgments. J Gen Psychol 129:257-299, 2002.

ケース
73

魔性の女

服の色は相手にどんな印象を与えるでしょうか。

女性の写真を1枚用意し、コンピュータグラフィックスを使って、服の色を次々に差し替え、印象を訊ねる実験を行いました。

魅力的な服を男性に投票してもらったところ、一番人気はどの色だったでしょうか。

①黒
②白
③赤
④青
⑤緑
⑥黄

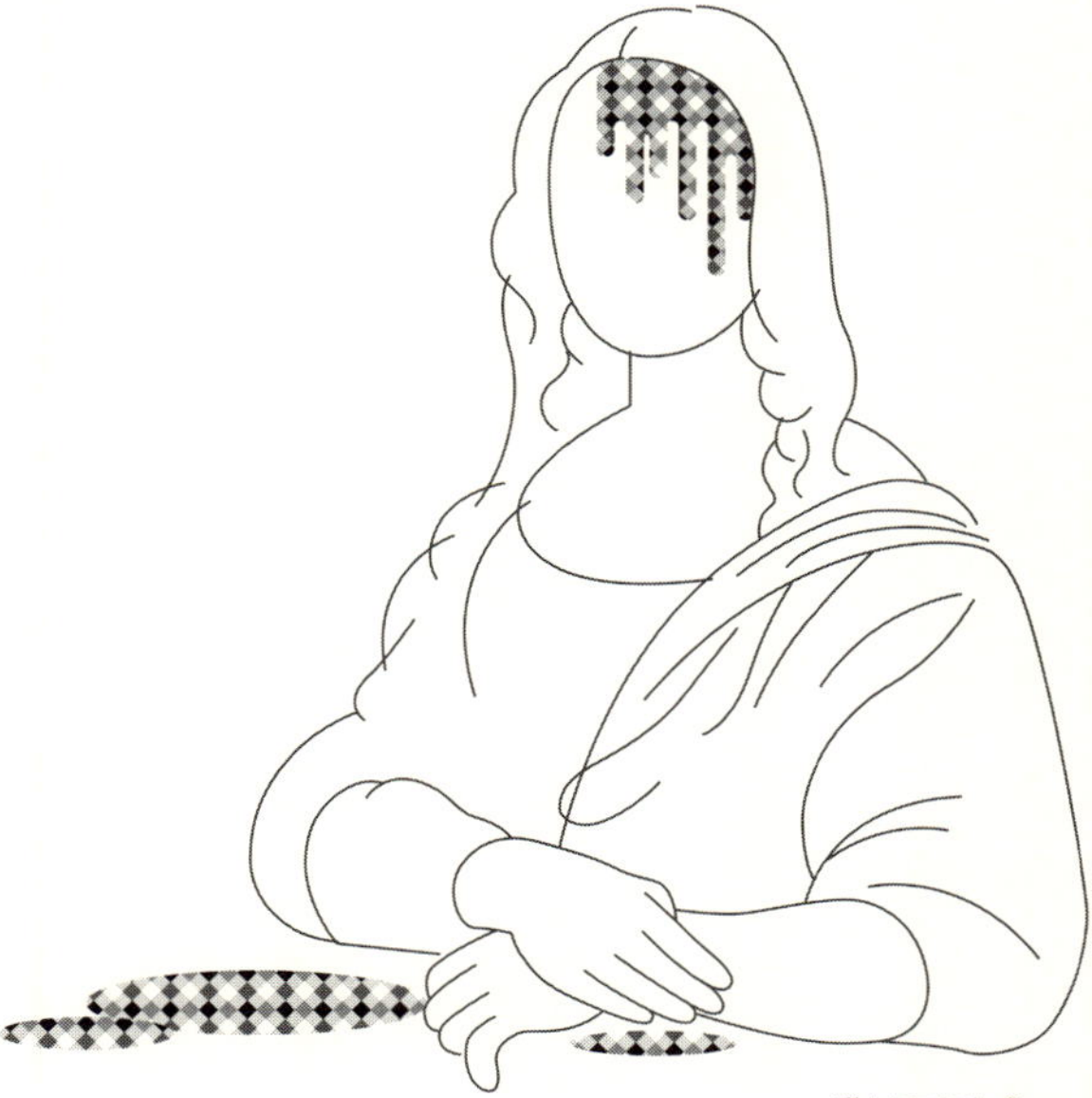

私はあなた色。

答え　③赤

　赤色の服がもっとも魅力的として選ばれました。[*1] とくに男性へのアピール度が高いようです。この傾向は世界のどの文化圏にも共通します。[*2] 服全体でなく、口紅やイヤリング、バッグなど、一部分を赤色に変えただけでも効果があります。[*3]

　赤色に惹かれる理由は、血液にあると考えられています。酸素の結合したヘモグロビンの鮮やかな赤色は、心肺が健康であることを意味します。とくに血液の色が肌に現れたら毛細血管が広がっている状態。活き活きと高揚している証拠です。脳はそうした相手の状態を察知するのでしょう。赤色には敏感なのです。

　色が心に及ぼす作用を調べる色彩心理学の成果は、さまざまな分野に応用されています。

　たとえば、街灯を青色にして犯罪率を減らしたり、駅のホームに青色を使って自殺率を減らしたりという試みがなされています。ショーウインドウや危険表示には赤色が目を引きます。

　ボクシングやレスリングでは、赤コーナーのほうが青コーナーよりも勝率が高いことが知られています。[4] サッカーのペナルティキックでは、キーパーが赤色のユニフォームを着用しているとゴールの成功率が下がります。血の色である赤は危険信号にもなります。試合中に見る赤色は戦意や闘争心を下げるのです。[5] ちなみに柔道では、青胴着のほうが白胴着よりも高勝率です。

「色彩心理効果」(Color Psychological Effect)」

1. Elliot AJ, Niesta D. Romantic red: Red enhances men's attraction to women. J Pers Soc Psychol 95:1150-1164, 2008.
2. Elliot AJ, Tracy JL, Pazda AD, Beall AT. Red enhances women's attractiveness to men: First evidence suggesting universality. J Exp Soc Psychol 49:165-168, 2013.
3. Stephen ID, McKeegan AM. Lip colour affects perceived sex typicality and attractiveness of human faces. Perception 39:1104-1110, 2010.
4. Hill RA, Barton RA. Red enhances human performance in contests. Nature 435:293, 2005.
5. Rowe C, Harris JM, Roberts SC. Seeing red? Putting sportswear in context. Nature, ;437:E10, 2005.

ケース
74

困難な自由

下の二つの図の横棒は上も下も同じ長さですが、下の横棒のほうが長く見えます。よく知られた目の錯覚です。

では、この横棒を、親指と人差し指の2本で、両端からつかんでください。どちらのほうが指を大きく広げてつかもうとするでしょうか。

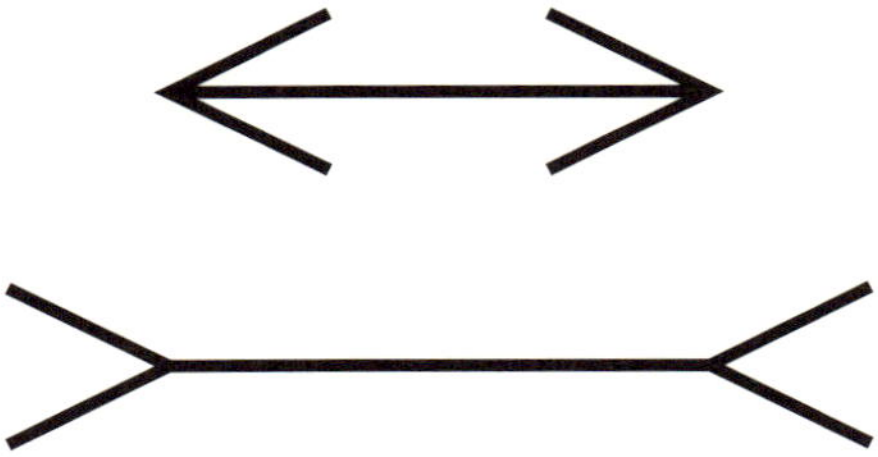

①上の横棒のほうが指を大きく広げる
②下の横棒のほうが指を大きく広げる
③どちらも同じだけ広げる

答え　③　どちらも同じだけ広げる

意識の上では異なって見えていても、私たちの体は正しく動作します。つかむ行動を映像で撮影して、スローモーション再生で運動解析をすると、指を広げ始める最初の段階から、どちらも同じだけ指を広げてつかもうとしていることがわかります。[*1] つまり、だまされているのは私たちの意識だけであって、身体は正解を知っているのです。

逆に、体よりも意識が正解を知っているという現象もあります。たとえば故障して止まっているエスカレータに乗るときに覚える妙な違和感がそれです。[*2] 頭では「停止している」と理解しているのですが、体はいつもエスカレータに乗るときのように、わずかに重心を前に動かしてしまうため、感覚と運動の不一致が生じるのです。

このように体と精神の作用は必ずしも一致しているとは限りません。

ところで、目の錯覚にはさまざまな例があります。巻末に古典的な例をまとめておきました。面白いことに、こうした鮮烈な錯覚は、乳幼児ではほとんど生じません。開眼手術によって初めて視覚を得た大人でも生じません。つまり錯覚は、後天的に脳回路に植えつけられた誤解釈なのです。まさに認知バイアスそのものです。

ノーベル平和賞受賞者ネルソン・マンデラの言葉を思い出します。「誰も生まれたときには、人種や宗教によって人を差別しない」

「ミューラー・リヤー錯視（Müller-Lyer Illusion）」

1. Otto-de Haart EG, Carey DP, Milne AB. More thoughts on perceiving and grasping the Müller-Lyer illusion. Neuropsychologia 37:1437-1444, 1999.
2. Reynolds RF, Bronstein AM. The broken escalator phenomenon. Exp Brain Res 151:301-308, 2003.

ケース
75

道徳の系譜

街行く車を、高級車と普通車にランク分けし、交通マナーを観察しました。どちらのほうが交通ルールを破ることが多いでしょう。

① 高級車のほうがマナーは悪い

② 普通車のほうがマナーは悪い

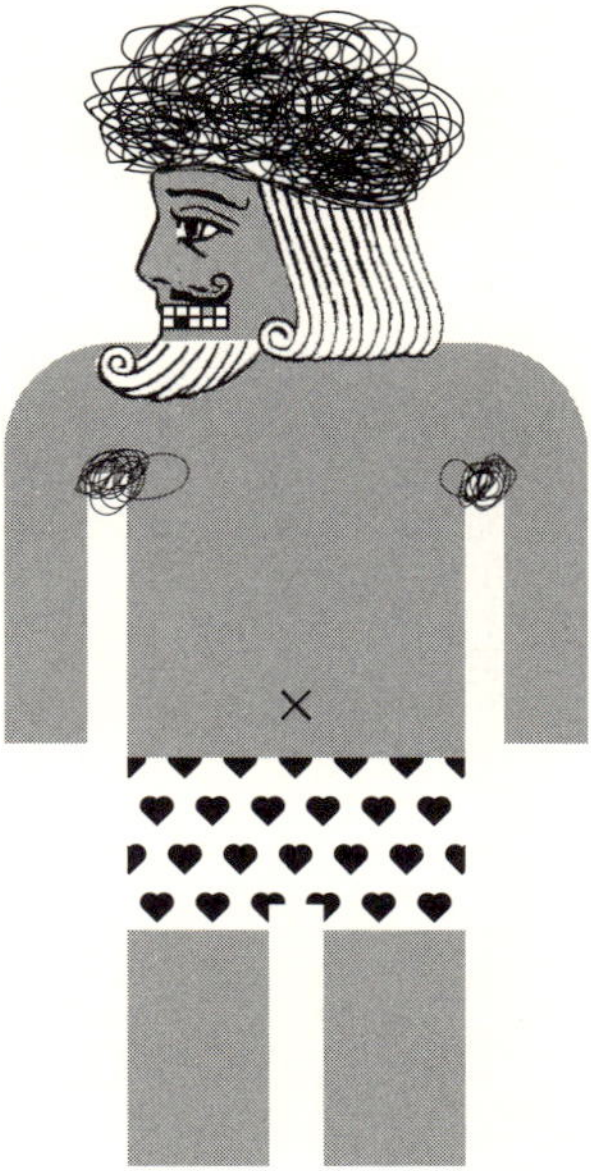

高級なパンツ。

答え　①高級車のほうがマナーは悪い

横断歩道で手を上げている歩行者が渡り終わるのを待たずに通過してしまう確率は、普通車は35％だったのに対し、高級車は47％でした。交差点で割り込む率も普通車は12％、高級車は30％でした。[*1]

運転に限らず、一般的に、社会的地位の高い人ほどモラルに欠ける行動をとる傾向があります。

ボランティア参加者に、人事面接官として就職希望者と交渉しながら、採用者の給料を決めてもらう実験が行われました。志願者は長期的で安定した職を求めていますが、今回の採用ポジションは近々廃止予定の短期ポストです。こうした状況では、下流階級の人ほど不都合な事実を素直に告げて志願者と交渉しますが、社会的ステータスの高い人は事実を隠して交渉を進める傾向がありました。[*1]

面白いことに、「自分は社会的地位が高い」と思って行動してもらうと、下流階級の人でも貪欲さが増し、非道徳的な態度になります。つまり、モラルの低さは生得的なものではなく、「人よりも上にいる」という特権意識によってもたらされるわけです。さらに「金欲は悪でない」と説明してから実験を行うと、下流階級の尊大ぶりは、現実の上流階級の人よりも劣悪になりました。

実るほど頭《こうべ》を垂れる稲穂かな――日本にはよい格言があるものです。

「上流階級バイアス（Upper Class Bias）」

1. Keltner D. Higher social class predicts increased unethical behavior. Proc Natl Acad Sci USA 109:4086-4091, 2012.

ケース
76
サグラダ・ファミリア

パズルを解く、粘土細工で子犬を作る、計算をする、厚紙で箱を作る——そんなさまざまな課題を、1時間のあいだに次々と20種類やってもらいます。

このうち無作為に選んだ10個については最後までやり通してもらい、残りの10個は未完成のまま中断してもらいました。

その後、どんな課題を行ったのかを思い出してもらいます。どちらのほうが思い出しやすかったでしょうか。

①完了した課題のほうがよく思い出すことができる
②未完成の課題のほうがよく思い出すことができる

答え　②未完成の課題のほうがよく思い出すことができる

短時間内で20個もの仕事を一気にこなすと、内容を想起するのは難しいものです。しかし、終わっていない仕事の内容は、完了した仕事の内容よりも2倍も思い出しやすいことがわかりました。[*1]この現象は、発見者の名にちなんで「ツァイガルニク効果」と呼ばれます。

目標に向かって課題をこなしている最中は緊張感があるため、心のどこかで課題を気にかけているのに対し、目標が達成されると緊張感から解放されて、記憶が褪せてしまうのです。

――切りのよいところで仕事を切り上げるよりも、次の仕事に手をつけてから帰宅したほうが、翌朝に仕事をスムーズに始められます。

――〆切が先だからと書類を開封せずに放置するよりも、いったん目を通してから放置するほうが、〆切直前に効率よく仕事が片づけられます。

――新しい仕事の手順を人に説明するときには、事前に多くを説明しても記憶に留まりにくく、仕事を多少こなしたあとで説明したほうが相手によく伝わります。

仕事を中途半端な状態で放置するのは勇気がいりますが、実際には、無意識の脳回路が代理で作業してくれるので、仕事の効率が高まるのです。

「ツァイガルニク効果（Zeigarnik Effect）」

1. Zeigarnik BV. On finished and unfinished tasks. In Ellis WD. A sourcebook of Gestalt psychology. Humanities Press, 1967

ケース
77

有害物質

一酸化二水素という化学物質をご存じでしょうか。

「水酸」の一種で、常温では液体です。無味無臭ですので、溶媒《ようばい》や冷却剤などに広く用いられています。

悪影響もあり、ときに重度の火傷《やけど》を引き起こします。多量に摂取すると健康に重篤《じゅうとく》な障害が現れ、死に至ることもあります。

水道水にも多く含まれていますが、日本の水道水質基準には、現在この物質の規制がなく、成分として記載されることはありません。

そこで一般消費者に「一酸化二水素の含量を規制すべきか」というアンケートをとりました。次のどちらの答えが多かったでしょうか。

①　一酸化二水素は規制すべき

②　一酸化二水素は規制しなくてもよい

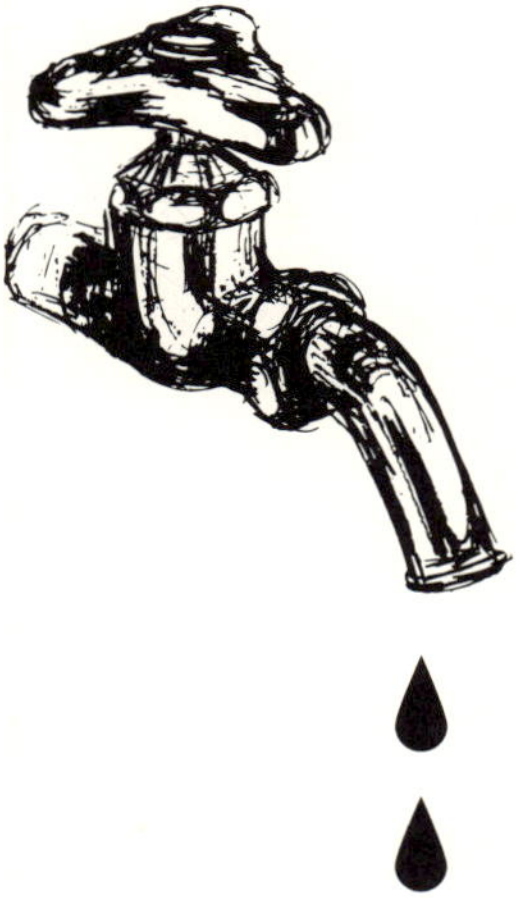

垂れ流し。

答え ①一酸化二水素は規制すべき

勘のよい方なら気づいたでしょう。一酸化二水素は身近な物質です。名称の通り「酸素が一つ、水素が二つ」ですから、H_2O、そう、「水」のことです。前ページの記述はすべて正しいものですが、このように説明すると、なんと92%が「規制すべき」と答えました。[*1]

同じ事象の説明でも、科学用語を用いると、人々の反応は変わります。かつて、これを利用したテレビCMがありました。ある会社がシャンプーの宣伝で「ジンクピリチオン配合」と謳ったのです。

どれほどの方がジンクピリチオンという物質を知っているでしょうか。薬学博士号を持つ私も実は詳しくは知りません。ところがCMを初めて見たとき、「これは効きそうなシャンプーだ」と感じたことを告白しておきましょう。実際、この銘柄はヒット商品になりました。

以来、科学者コミュニティでは、チンプンカンプンな科学用語で非専門家を煙《けむ》に巻くことを「ジンクピリチオン効果」と呼んでいます。[*2]

「ジンクピリチオン効果（Zinc Pyrithione Effect）」

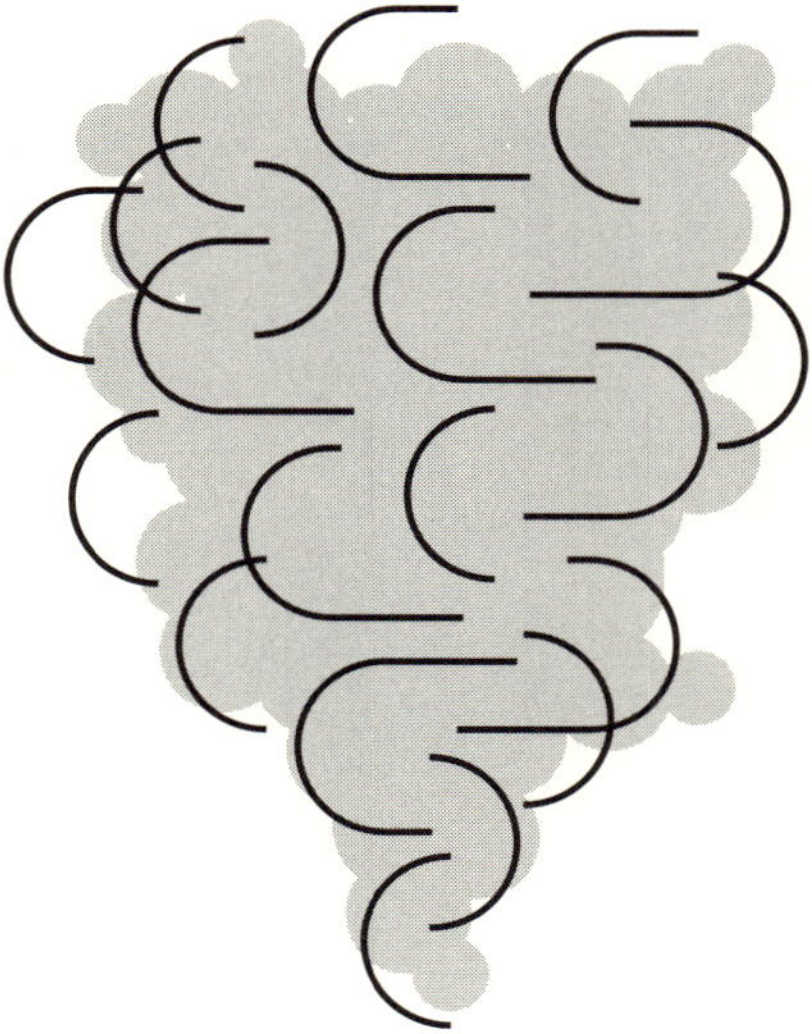

1. Glassman JK. Dihydrogen monoxide: Unrecognized killer. The Denver Post, 28 Oct 1997 (p. B7).
2. 清水義範「インパクトの瞬間」『インパクトの瞬間』ちくま文庫所収、2009年。近藤滋『波紋と螺旋とフィボナッチ』秀潤社、2013年。

ケース
78
感情の進化論

テニスをしているシーンを思い浮かべてください。

試合に勝ったら、笑顔でガッツポーズをします。表情も姿勢も晴れがましいものです。

負けたら、落胆した表情で肩を落とします。表情も姿勢も悲嘆にくれています。

そこで、次の二つの矛盾した身体状況を作ってみました。

どちらが感情としてよりうれしく感じられるでしょうか。

①顔を笑顔にしながら、体は肩を落とす
②顔を落胆した表情にしながら、体はガッツポーズ

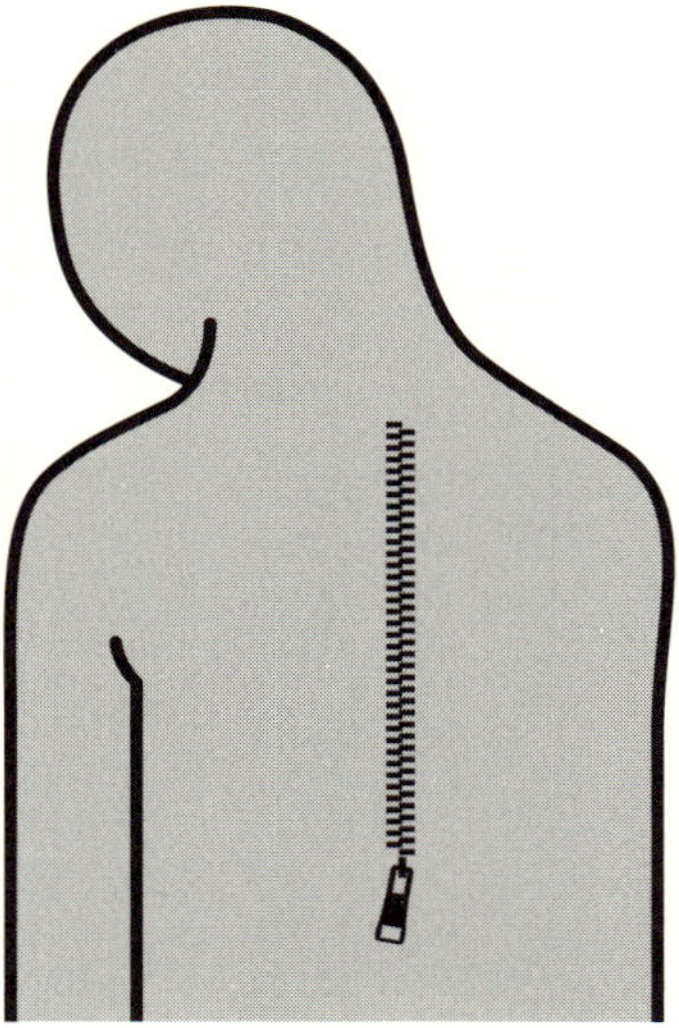

どっちが主役？

答え　②顔を落胆した表情にしながら、体はガッツポーズ

楽しいときは自然と笑顔になります。悲しいときは自然と落ち込んだ顔になります。表情はコミュニケーションの手段です。

しかし、これは表情が担《にな》う役割の一面にすぎません。表情は感情にも影響を与えるからです。意図的に笑顔を作ると、自然と楽しい気分になります。落胆した顔を作れば、沈んだ気分になります[*1]。

体についても同じことが言えます。ガッツポーズを作ると楽しく元気な気分になり、肩を落とすと落ち込んだ気分になります。このように自分の行動から自分の内面を推測し、心理状態を具現化していくことを「自己知覚」と呼びます[*2]。体は心のスイッチです。表情と姿勢はともに、それに見合った「気分」を形づくってくれます。

となると、シンプルな疑問が生まれます。表情と姿勢はどちらが大切でしょうか。これを問うたのが先の設問です。顔と体を矛盾した状況にして確かめたのです。

感情は、表情よりも、姿勢に強く引っぱられます。[*3] 意外にも思えますが、動物の長い進化を考えれば当然かもしれません。体による感情表現は、顔による感情表現よりも、進化的に古くから備わっています。ですから脳は顔よりも体との結びつきが強いのです。

「自己知覚（Self-perception）」

1. Niedenthal PM. Embodying emotion. Science 316:1002-1005, 2007.
2. Bem DJ. Self-perception: an alternative interpretation of cognitive dissonance phenomena. Psychol Rev, 74:183-200, 1967.
3. Aviezer H, Trope Y, Todorov A. Body cues, not facial expressions, discriminate between intense positive and negative emotions. Science 338:1225-1229, 2012.

ケース79

つむじ曲がり

同性愛の男性は、異性愛の男性よりも、頭髪のつむじが反時計回りであることが多い（本当です）。

そんな豆知識を知ったとき、どちらの行動をとる人が多いでしょうか。

①自分、もしくは周囲の男性のつむじの回転の向きを調べる

②同性愛者のつむじの回転の向きを調べる

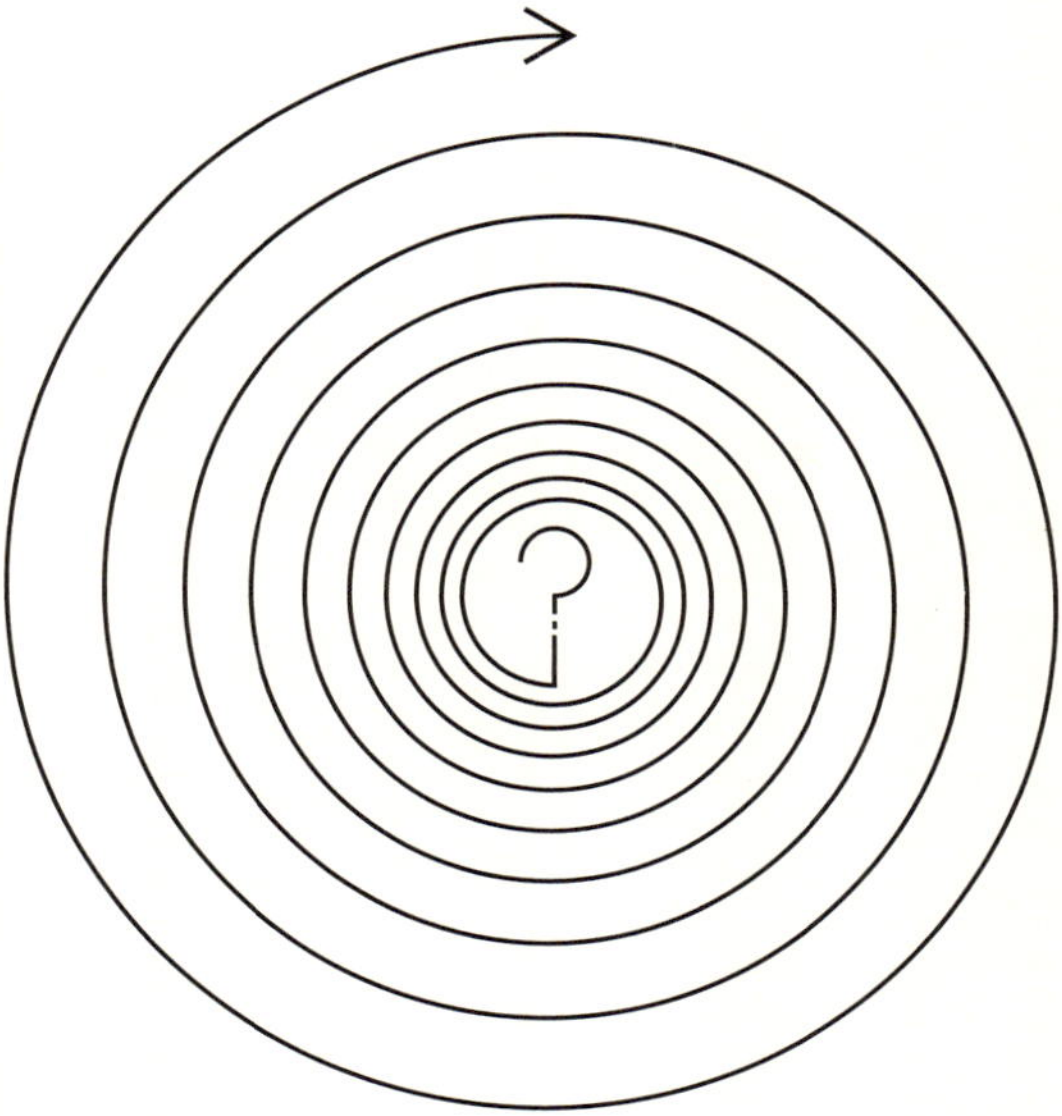

回転の行方。

答え　①自分、もしくは周囲の男性のつむじの回転の向きを調べる

設問の文章をよく注意して読んでください。「同性愛の男性は反時計回りが多い」と書かれていますが、「反時計回りには同性愛者が多い」とは書いていません。逆は必ずしも真ならず。実際、反時計回りでも同性愛者でない人はたくさんいますし、そうでないことのほうが多いのです。[*1] だから、①のように、つむじが逆回転かどうかを調べたところで、何の意味もありません。

このように、「AならばB」と聞いて、即座に「BならばAだ」と勘違いするのは、ヒトに特有な現象です。たとえば、ペンの写真を見せて「ペン」という文字を選ばせる訓練をした動物に、逆に、ペンという文字を見せて写真からペンを選ぶテストをさせても、正しく選ぶことはできません。「逆」を問われるとわからないのです。

こんなシンプルなことなのに、どうして動物は融通が利かないのかと思われるかもしれませんが、冷静に考えてみてください。間違っているのはヒトのほうです。論理的に正しいのは「逆は必ずしも真ならず」です。「父親は男」ですが

「男は父親」とは限りません。つまり、動物が正しいのです。
ヒトは論理的に不自然とはいえ、こうした緩い推論をしてしまうからこそ、発想豊かな生き物だとも言えます。創造や発明の能力を発揮できるのは、思考回路が厳密でないからです。このように「高度な誤解」が可能なのは、ヒトが言語を持つからだろうと考えられています。

なお、先の設問を読んだあとに、「女性」のつむじを調べてみる方がいますが、これは「カテゴリー錯誤」という別のタイプの認知バイアスです。[*2] 相関があるのは、あくまで「男性」の同性愛者のみです。

ちなみに、つむじが反時計回りの人は少数派ですが、その半数は左利きです。[*3、*注]

「刺激等価性対称律（Symmetry in Stimulus Equivalence）、
カテゴリー錯誤（Category Mistake）」

1. Klar AJ. Excess of counterclockwise scalp hair-whorl rotation in homosexual men. J Genet 83:251-255, 2004.
2. Klar AJ. Human handedness and scalp hair-whorl direction develop from a common genetic mechanism. Genetics 165:269-276, 2003.
3. Ryle G. The concept of mind. University of Chicago Press, 1949.

注：この文章も気をつけて読んでください。決して「左利きの半数は反時計回り」ではありません。こう誤解する人は案外と多いものです。論理的に考えるのはそれだけ難しいということでもあります。

ケース80

お気に召すまま

両手にレバーを握ってもらいます。レバーにはボタンがついています。

好きなときに、左右好きなほうのボタンを、自分の意志で、自由に押してください。

この実験中、あなたの脳活動を測定します。

さて、手を動かす準備をする脳活動のタイミングは次のどちらだったでしょうか。

①「押したい」と思ってから、脳が押す準備を始める
②脳が押す準備を開始してから、「押したい」と感じる

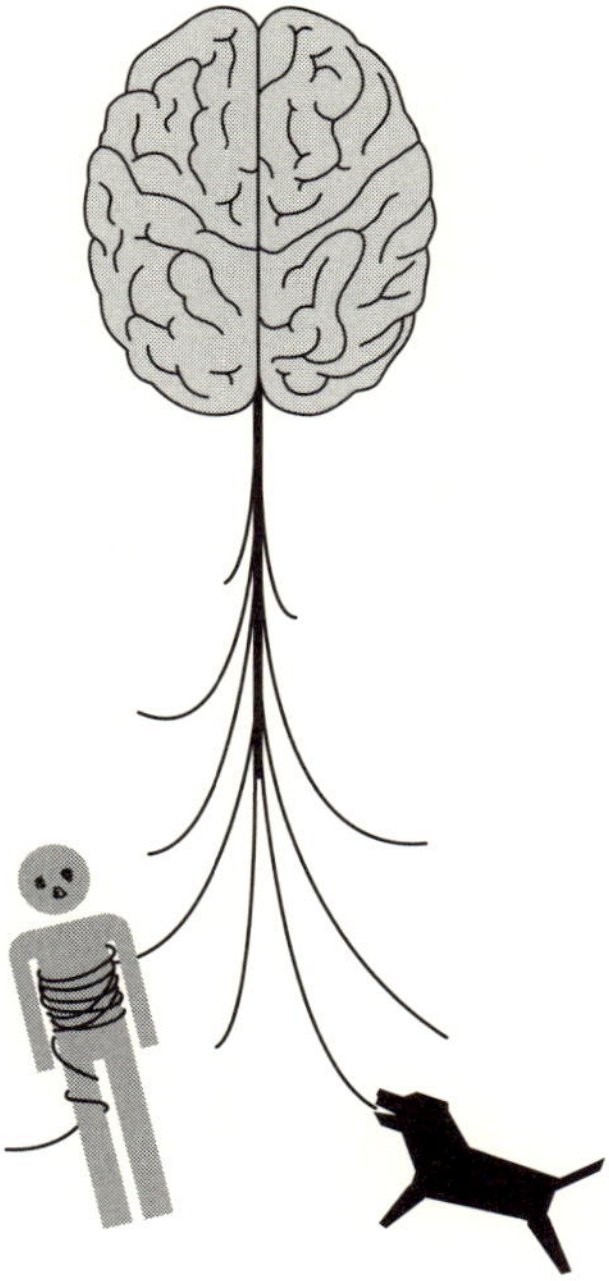

私という他人。

答え　②脳が押す準備を開始してから、「押したい」と感じる

驚くなかれ、「押そう」と決める前に、脳は「押す準備」を始めています。[*1] 無意識の脳回路が押す準備を整えたところで、ようやく「押したい」という感情が涌き上がります。

自由な意志は「後づけ」の感情です。脳を測定すれば、みなさんがボタンを押したくなる少なくとも7秒も前には、左右どちらの手で押そうと意図するかを、当人よりも先に知ることができます。[*2]

意識に現れる「自由な心」はよくできた幻覚にすぎない——これはほぼ間違いないでしょう。「意志」は、あくまで脳の活動の結果であって、原因ではありません。

一見、不思議に思えますが、よく考えれば当たり前です。なぜなら、脳が「ある活動」をしたということは、その活動を生み出す元となった活動も脳のどこかにあるはずだからです。どんな活動にも原因、つまり源流となった活動があるはずです。無からは何も生まれません。

「押そう」という意志が発生したからには、その源流である「押そうという意志」を準備する事前活動が、脳のどこかに存在しているのは自然なことです。

こうして「心」の上流をたどっていくと、いつしか「自分」という主体は脳活動という化学反応の渦潮《うずしお》に飲み込まれて消えてしまいます。

ただし、この事実を日常的に認めるには、どことなく勇気が要るのもまた事実です。なぜならヒトには「自由でありたい」というロマンティックな願望があるからです。

しかし、自由を願うときに忘れてはならないことは、その「自由」とはいったい何からの自由かという点です[*3]。まさか人生経験という「現実」から自由になりたいわけではないでしょう。こうして現世で生きているということ自体、すなわち「自由でない」ことにほかなりません。

「自由意志錯覚（Free-will Illusion）」

1. Libet B, Gleason CA, Wright EW, Pearl DK. Time of conscious intention to act in relation to onset of cerebral activity (readiness-potential): The unconscious initiation of a freely voluntary act. Brain 106:623-642, 1983.
2. Soon CS, Brass M, Heinze HJ, Haynes JD. Unconscious determinants of free decisions in the human brain. Nat Neurosci 11:543-545, 2008.
3. Gazzaniga MS. Who's in Charge?: Free Will and the Science of the Brain. Ecco, 2011.

おわりに

本書の前身は『自分では気づかない、ココロの盲点』（朝日出版社、２０１３年）です。好評に気分をよくし、今回、「完全版」に仕立て直しました。内容を大幅に書き足し、解説項目は、前回の30項目から、全80項目へとほぼ2・5倍に増えました。これでようやく自分でも書籍として得心のいくボリューム感になりました。

私は普段から、一般の方が読んでも、脳研究や心理学の専門家が読んでも、できるだけ納得していただけるような本を書くように心がけています。本書も、気軽な体裁をとってはいますが、内容は本格的です。

前書が出版されたとき、この気軽で簡潔なスタイルについて、「物足りない」「肩透かし」という反応を一部の方からいただきました。しかし、まさにその点こそが私の狙いです。この批判は褒め言葉だと解釈し、本書でも同じスタイルを踏襲しています。

文字数が少ないのは、手抜きではありません。雄弁家だった第28代米大統領ウッドロウ・ウィルソンは「一時間の演説なら即座にできる。二十分の演説では二時間、五分だと一晩の準備が必要だ」と述べています。本書も、細部にまで徹底的な試行錯誤を重ね、起草から最終形に落ち着くまでに、実に5年以上を要しました。

その結果、読んで楽しく、資料としても役立ち、もしかしたら、インテリアとして飾ってもよし（服部公太郎さんが描いたカバーイラストのセンスには脱帽します）、という前例のない入門書に仕上がったと自負しています。この完全版では、解説項目数だけでなく、参考文献や巻末リストも充実させ、認知バイアスに興味を持った人への広範な道標となるような工夫を施しました。

こうした細部へのこだわりは、周囲の方々のサポートがあってこそ実を結びます。辛抱強く私の偏執的な本作りに付き合ってくださった朝日出版社編集部の赤井茂樹さん、大槻美和さん、さらに完全版の作成にあたり私の細かい要求すべてに応えてくださった講談社ブルーバックス編集部の篠木和久さん、私の構想に沿った挿絵を徹底的に追求してくださったイラストレーターの服部公太郎さんに深く感謝したいと思います。皆さんは私の認知バイアスの犠牲者です。

推薦図書

シーナ・アイエンガー『選択の科学——コロンビア大学ビジネススクール特別講義』櫻井祐子訳、文藝春秋（文春文庫）、２０１４年

ダン・アリエリー『予想どおりに不合理——行動経済学が明かす「あなたがそれを選ぶわけ」』熊谷淳子訳、早川書房（ハヤカワ・ノンフィクション文庫）、２０１３年

ダン・アリエリー『不合理だからすべてがうまくいく——行動経済学で「人を動かす」』櫻井祐子訳、早川書房、２０１０年（改題『不合理だからうまくいく』、ハヤカワ・ノンフィクション文庫、２０１４年）

ダニエル・カーネマン『ファスト＆スロー——あなたの意思はどのように決まるか？』上・下、村井章子訳、早川書房（ハヤカワ・ノンフィクション文庫）、２０１４年

ダニエル・ギルバート『幸せはいつもちょっと先にある——期待と妄想の心理学』熊谷淳子訳、早川書房、２００７年（改題『明日の幸せを科学する』ハヤカワ・ノンフィクション文庫、２０１３年）

トーマス・ギロビッチ『人間この信じやすきもの――迷信・誤信はどうして生まれるか』守一雄・守秀子訳、新曜社、1993年
ナシーム・ニコラス・タレブ『ブラック・スワン――不確実性とリスクの本質』上・下、望月衛訳、ダイヤモンド社、2009年
ロバート・B・チャルディーニ『影響力の武器（第三版）――なぜ、人は動かされるのか』社会行動研究会訳、誠信書房、2014年
友野典男『行動経済学――経済は「感情」で動いている』光文社（光文社新書）、2006年
マッテオ・モッテルリーニ『経済は感情で動く――はじめての行動経済学』泉典子訳、紀伊國屋書店、2008年
マッテオ・モッテルリーニ『世界は感情で動く――行動経済学からみる脳のトラップ』泉典子訳、紀伊國屋書店、2009年

文字列傾斜錯視（Character String Tilt Illusion）
特定の文字列が並ぶと行が傾いて見える［J Vision Soc Jpn, 17:259, 2005］

大阪府大阪府大阪府大阪府大阪府大阪府大阪府大阪府大阪府
大阪府大阪府大阪府大阪府大阪府大阪府大阪府大阪府大阪府

府阪大府阪大府阪大府阪大府阪大府阪大府阪大府阪大府阪大
府阪大府阪大府阪大府阪大府阪大府阪大府阪大府阪大府阪大

大阪府大阪府大阪府大阪府大阪府大阪府大阪府大阪府大阪府
大阪府大阪府大阪府大阪府大阪府大阪府大阪府大阪府大阪府

ルビンの壺（Rubin Vase）
黒に注目すると壺に、白に注目すると２人の顔に見える。だまし絵の一種［Rubin, Synsoplevede Figurer, 1915］

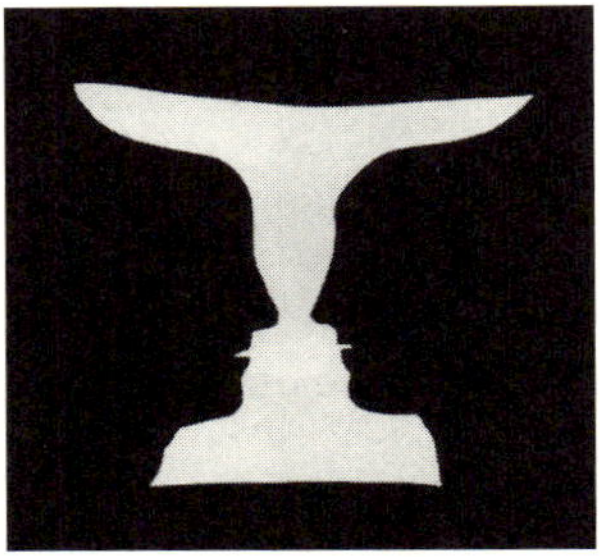

ロッド・フレーム錯視（Rod-Frame Illusion）
棒を囲む正方形を傾けると、内部の垂直の棒が逆に傾いて見える［J Exp Psychol, 38:76, 1948］

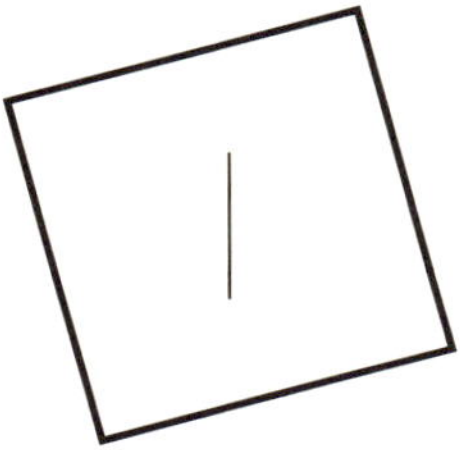

錯視用語集 50

ポンゾ錯視（Ponzo Illusion）
2本の交わる線分の内側の位置によって水平線の長さが変わって見える［Arch Gesamte Psychol. 16:307, 1911］

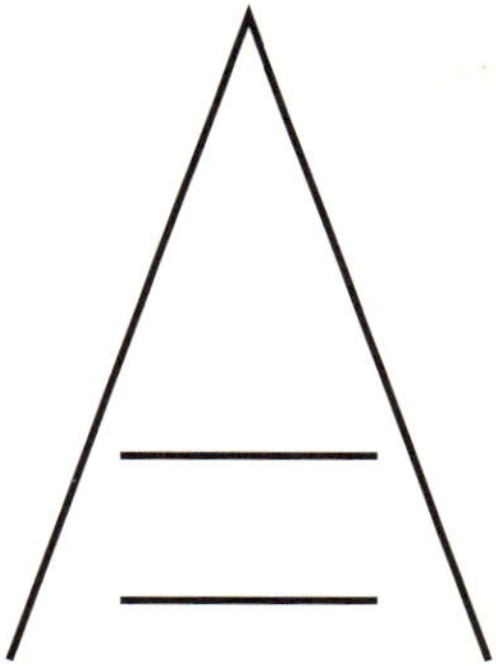

ミューラー・リヤー錯視（Müller-Lyer Illusion）［→ケース 74］
線分の両端の羽の向きによって長さが変わって見える［Zeitschrift Psychol, 3:349, 1892］

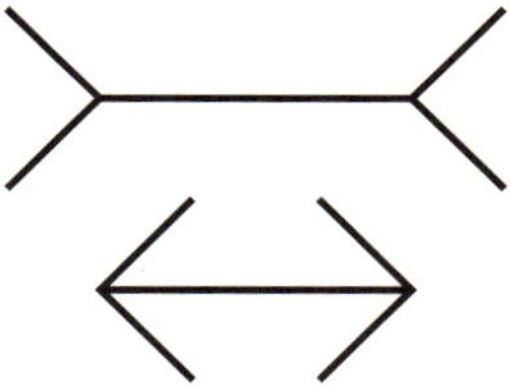

ミュンスターバーグ錯視（Münsterberg Illusion）
上下の正方形の位置をずらすと水平線が斜めに見える［Psychol Rev, 5:233, 1898］

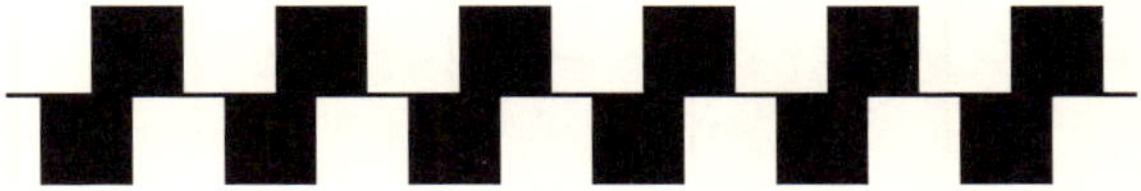

ペンローズの三角形（Penrose Triangle）
よく見ると矛盾を感じるありえない図形［Reutersvärd, Opus 1, 1934］

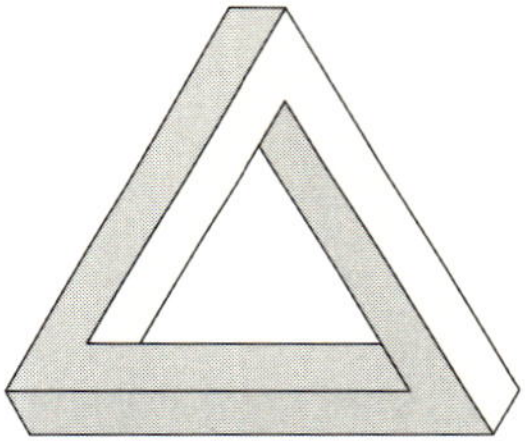

ポゲンドルフ錯視（Poggendorff Illusion）
斜めの直線が遮断するとずれて見える［Annal Physik, 186:500, 1860］

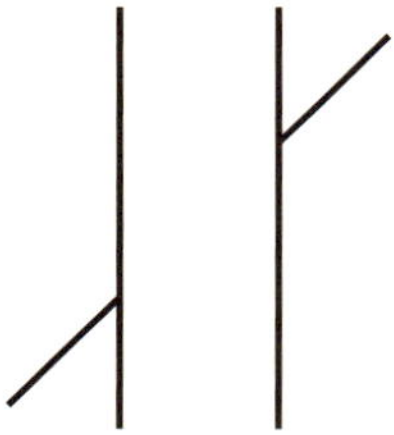

ボールドウィン錯視（Baldwin Illusion）
両端の正方形の大きさによって線分が異なる長さに見える［J Exp Psychol, 84:311, 1970］

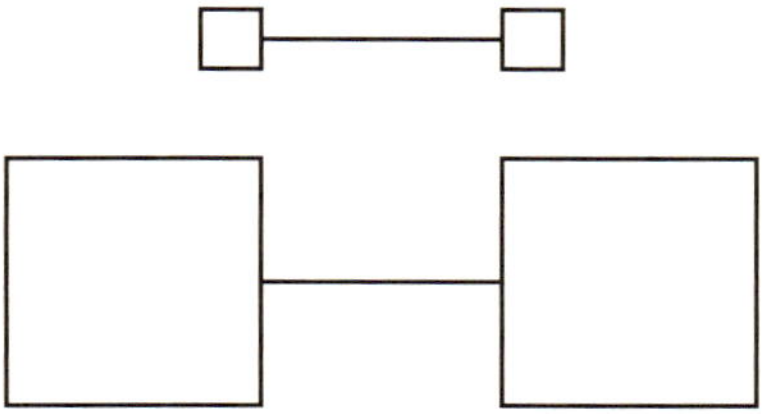

錯視用語集 50

ヘリング錯視（Hering Illusion）
平行な２つの直線が放射線の存在によって外側に膨らんで見える［Hering, Beiträge zur Physiologie, 1861］

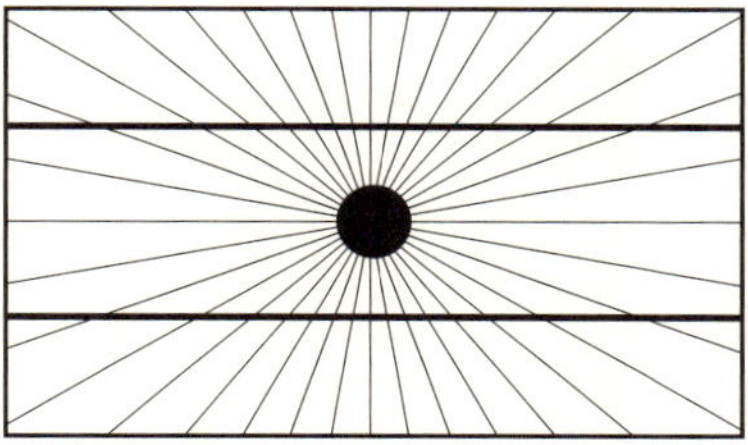

ヘルムホルツの正方形（Helmholtz Square）
正方形が縞の方向に縮んだ長方形に見える［Helmholtz, Handbuchder Physiologischen Optik, 1866］

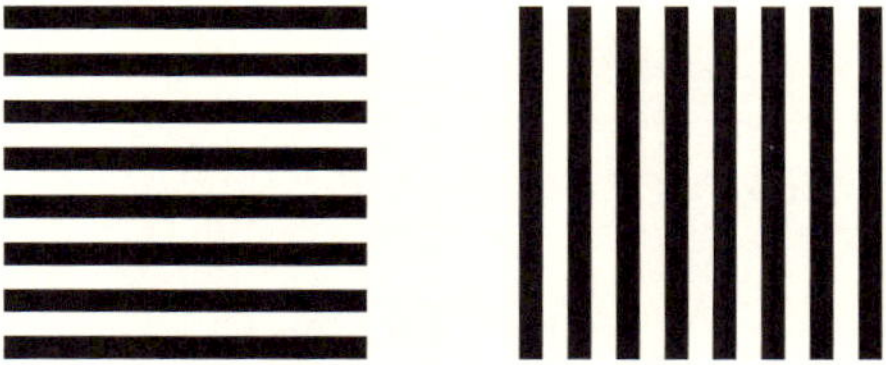

ヘルムホルツの分割角度錯視（Helmholtz's Angle Expansion）
線で描かれた扇型が90°以上に広がって見える［Helmholtz, Handbuchder Physiologischen Optik, 1866］

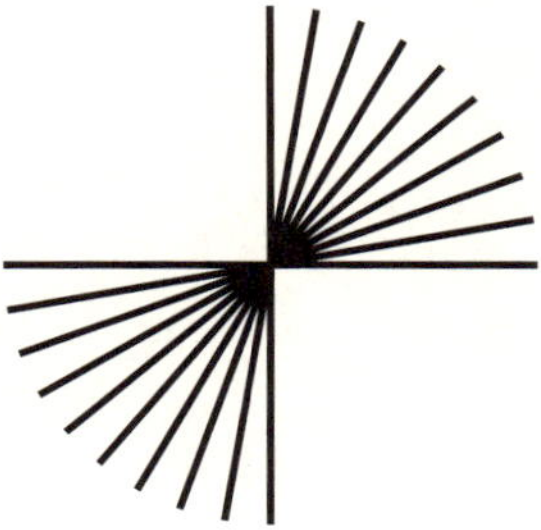

ブルンズウィック錯視（Brunswick Illusion）
周囲の曲率によって内部の弧が異なった彎曲に見える。「ヘフラーの彎曲対比図」（Höfler Curvature-contrast Figure）とも［Lipps, Raumästhetik und Geometrisch-Optische Täuschungen, 1897］

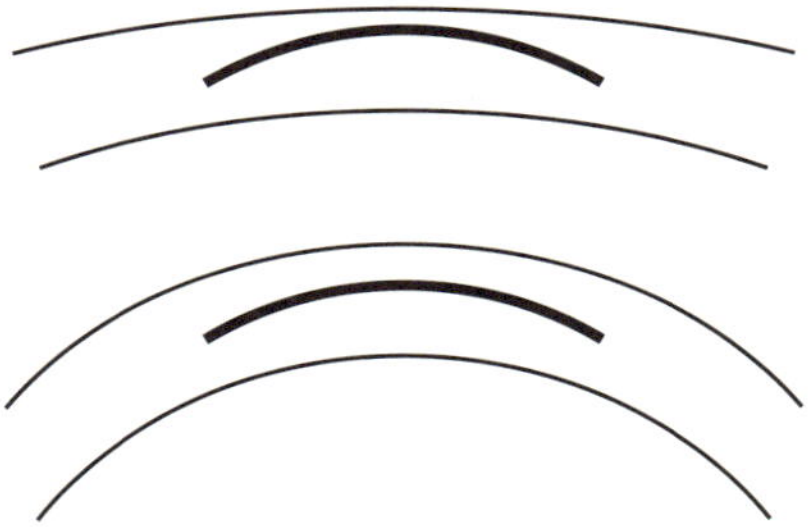

フレーザー・ウィルコックス錯視（Fraser-Wilcox Illusion）
静止画なのに回転して見える［Nature, 281:565, 1979］

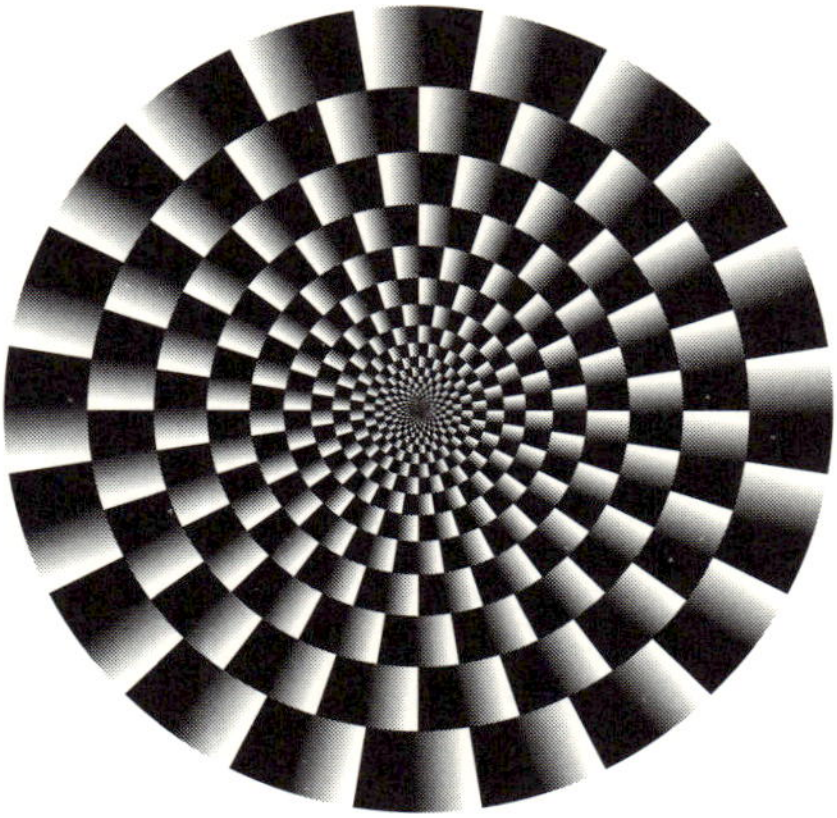

フレーザー錯視（Frazer Illusion）

同心円なのに螺旋状の渦巻きに見える［Brit J Psych, 2:307, 1908］

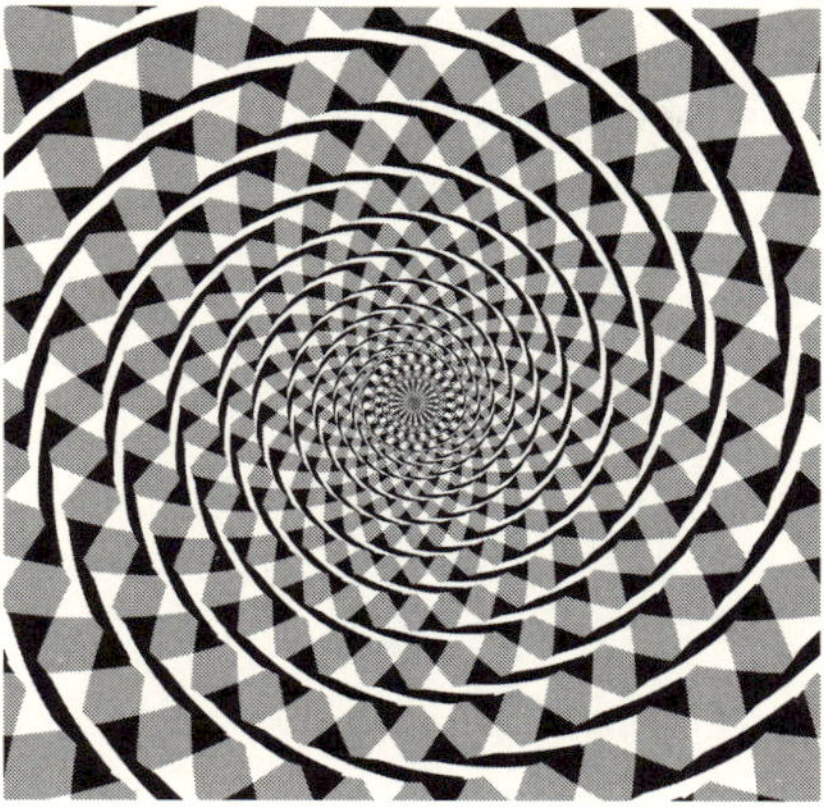

ブルドン錯視（Bourdon Illusion）

２つの三角形の上辺は直線だが、折れ曲がって見える［Bourdon, La Perception Visuelle de l' Espace, 1902］

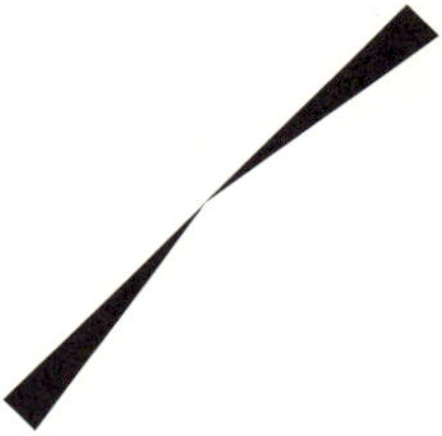

ピナの錯視（Pinna's Illusion）
すべて同心円なのに螺旋状の渦巻きに見える［Perception, 31:1503, 2002］

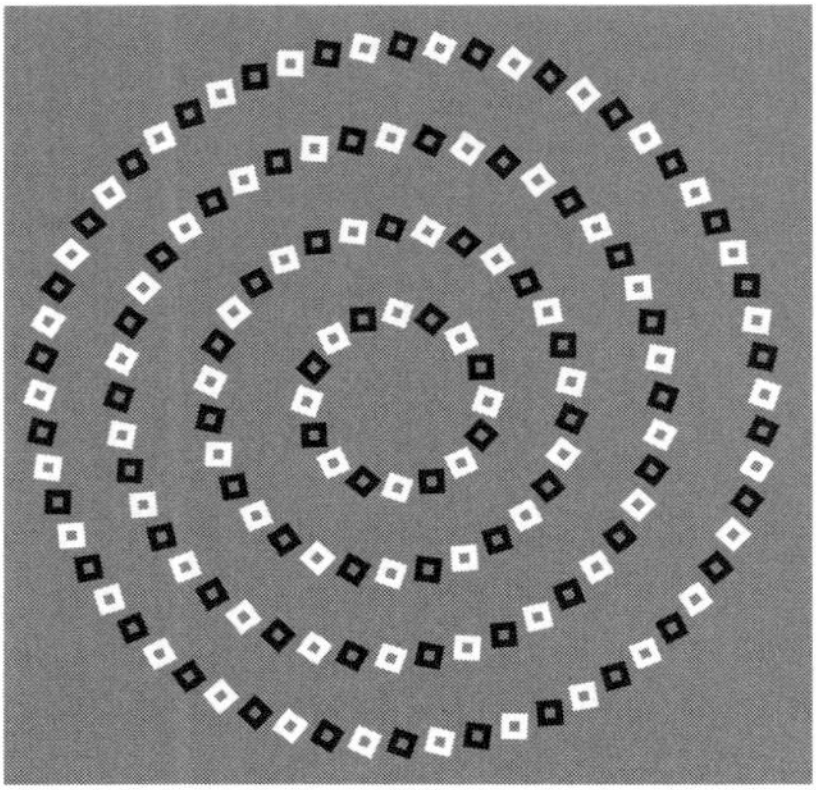

フィック錯視（Fick Illusion）［→ケース 63］
縦棒が横棒よりも長く見える［Fick, Da Errone Quodam Optic Asymmetria Bulbi Effecto, 1851］

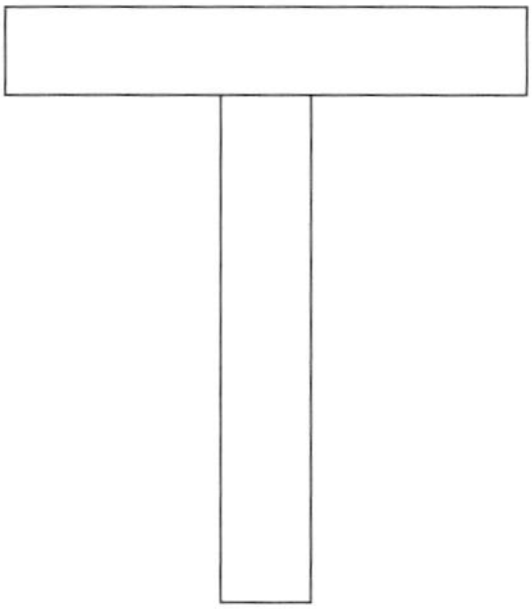

錯視用語集 50

バーゲン錯視（Bergen Illusion）
白円の中に無数の円が点滅する［Invest Ophth Vis Sci, 26:280, 1989］

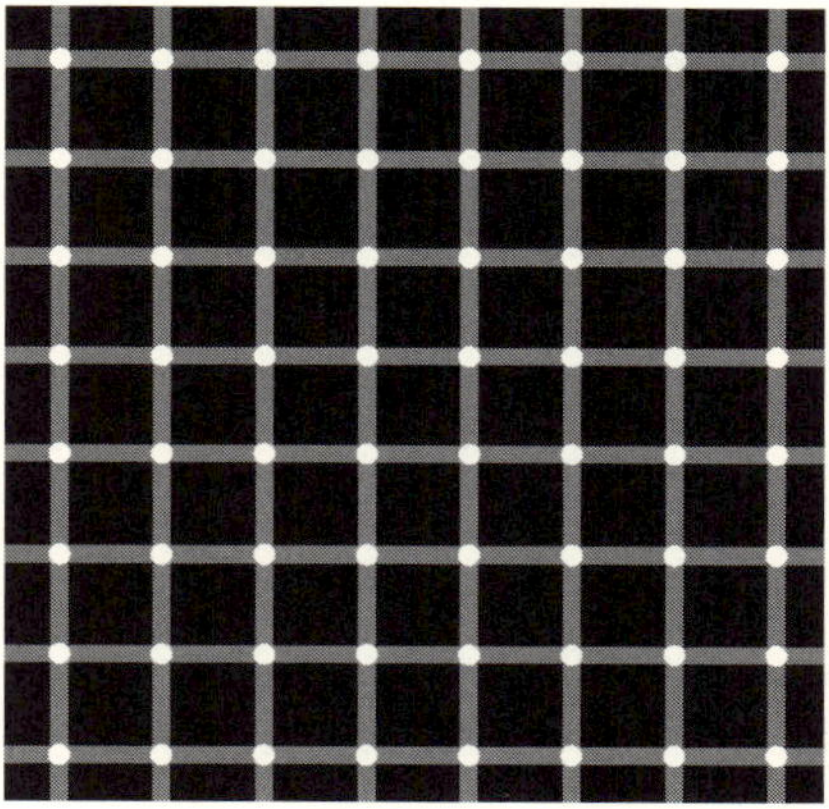

ハーマングリッド錯視（Hermann Grid Illusion）
黒い正方形の角の隙間に灰色の正方形が見える［Pflüg Arch Gesamte Physiol, 3:13, 1870］

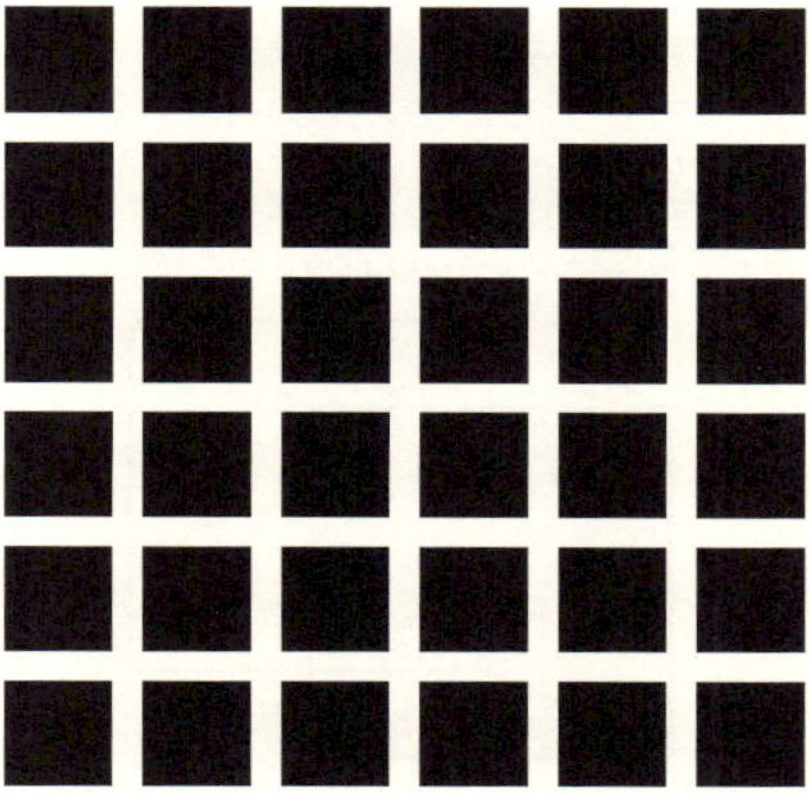

デイの正弦錯視（Day's Sine Illusion）
同じ長さの棒で波形を描くと、山と谷が太く見える［Perception, 20:49, 1991］

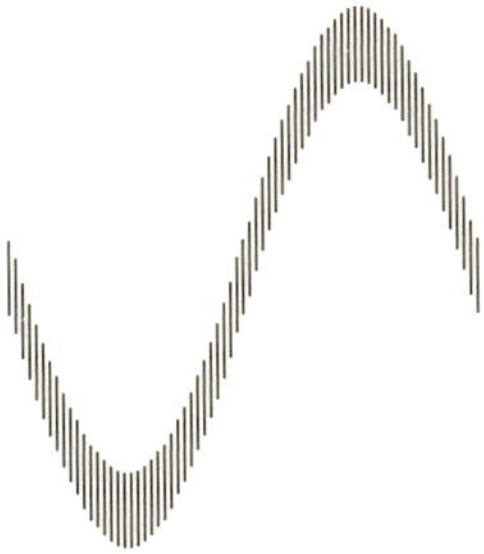

デルブーフ錯視（Delboeuf Illusion）
2つ合同な円の外円の大きによって内円の大きさが異なって見える［Bull Acad Royal Sci, Lett Beaux-arts Belgique, 19:195, 1865］

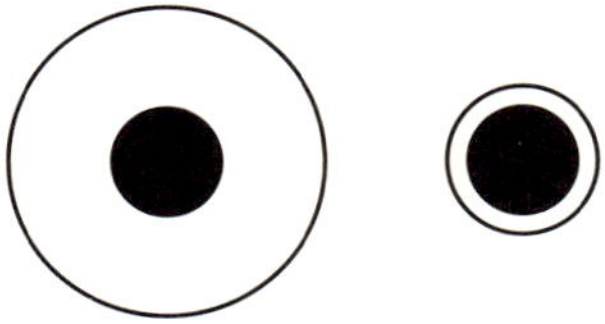

ネッカーキューブ（Necker Cube）
どの面が前面に見えるかで解釈が2通りある。奥行きの反転（Isometric Illusion）の一種［Lond Edinb Philos Mag J Sci, 1:329, 1832］

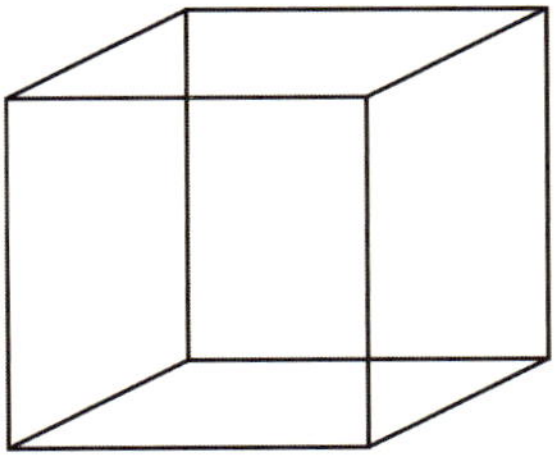

チャブ錯視（Chubb Illusion）
同じ映像のコントラストが周辺によって異なって見える。「アンダーソンの錯視（Anderson Illusion）」とも［Proc Natl Acad Sci USA, 86:9631, 1989］

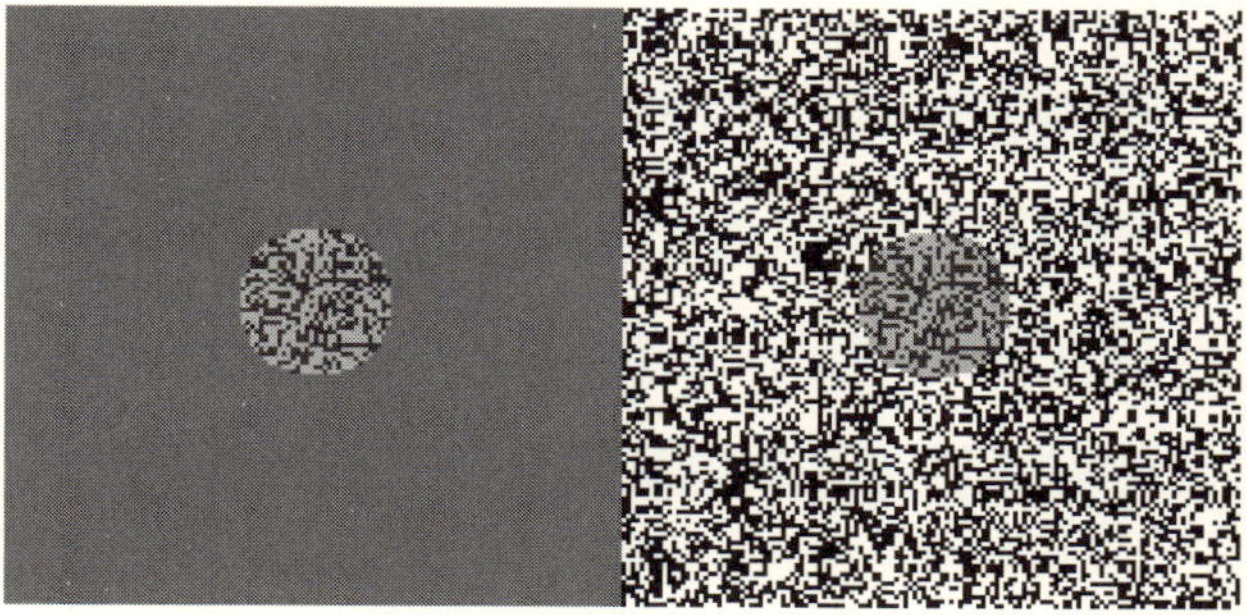

ツェルナー錯視（Zöllner Illusion）
平行な線が短い線の存在によって非平行に見える［Annal Physik 186:500, 1860］

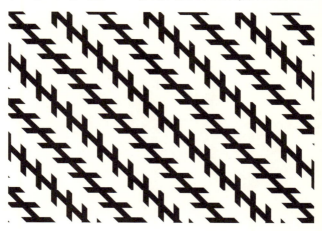

対照効果（Contrast Effect）
同じ灰色が背景によって異なる濃淡に見える［J Exp Psychol, 38:310, 1948］

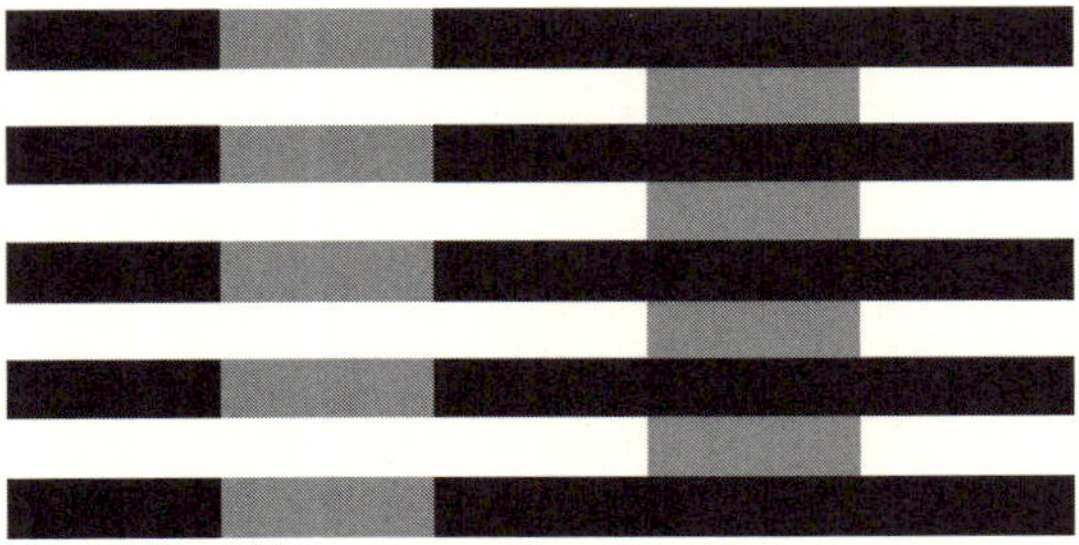

チェッカーボード錯視（Checker Shadow Illusion）
同色の A と B が異なる色に見える［Science, 262:2042, 1993］

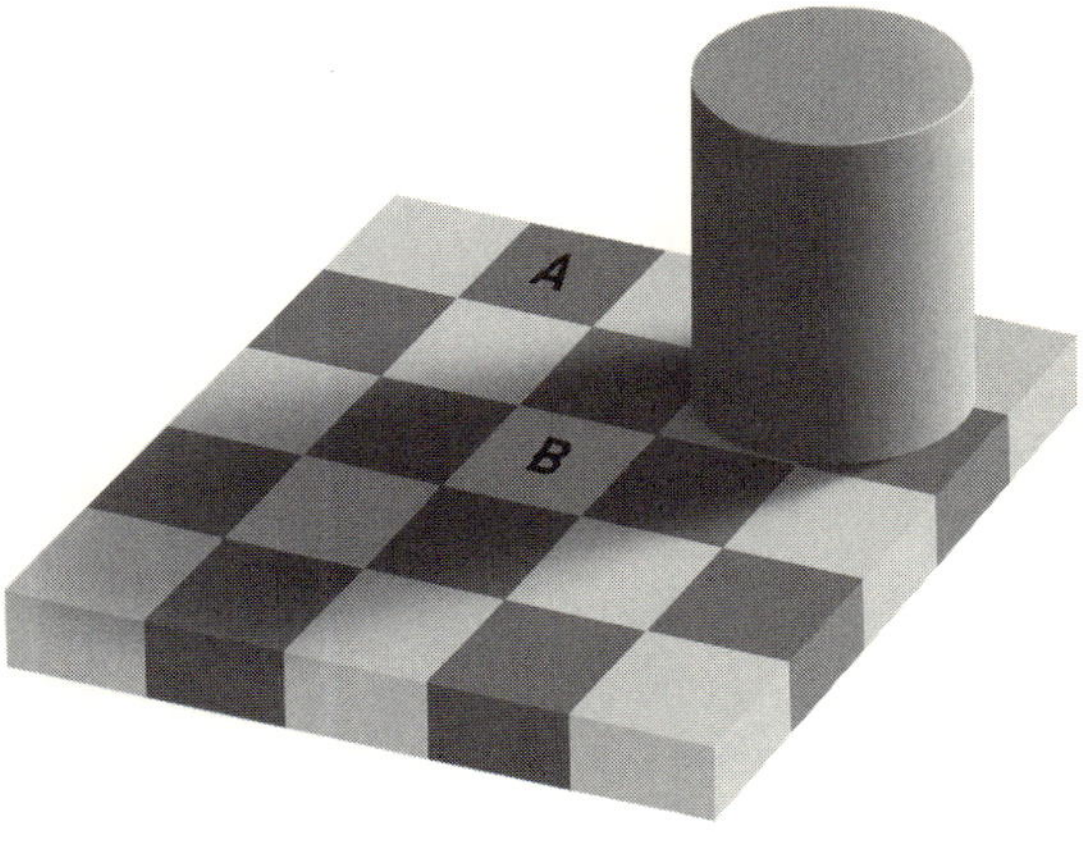

錯視用語集 50

シュレーダーの階段（Schröder's Staircase）
どちらの壁面を前面とするかで解釈が２通りある。奥行きの反転（Isometric Illusion）の一種［Annal Physik, 181:298, 1858］

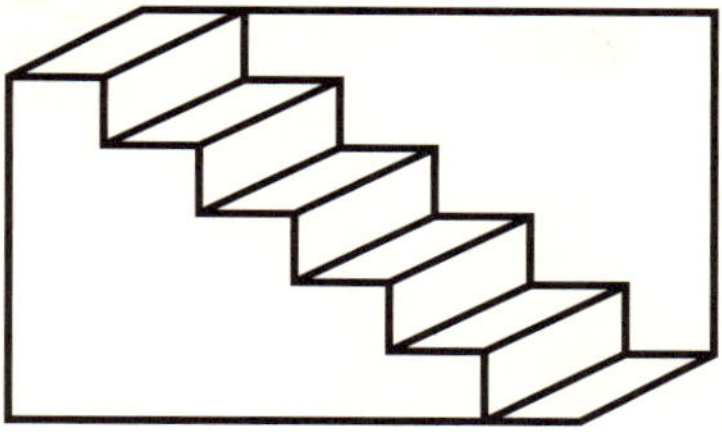

ジョバネッリの錯視（Giovanelli Illusion）
囲む円の位置につられて内部がずれて見える［Rivista Psicol 60, 327, 1966］

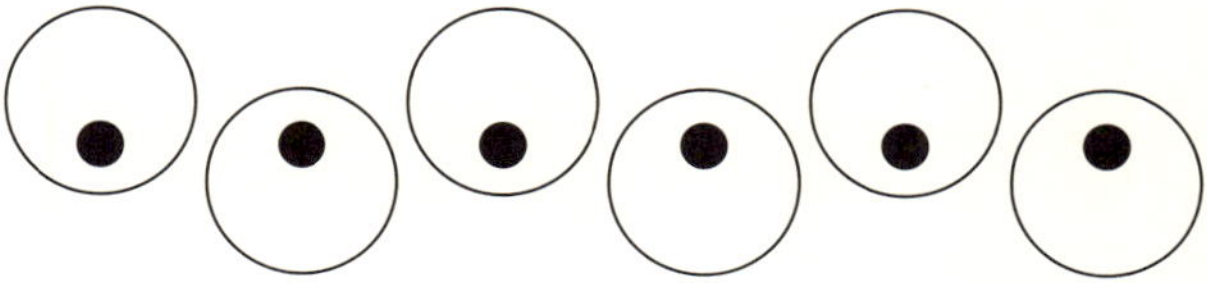

水彩錯視（Watercolor Illusion）
輪郭の陰影が内向きか外向きかが異なるだけで内部全体の色調が異なって見える［XXI Congresso degli Psicologi Italiani, 158, 1987］

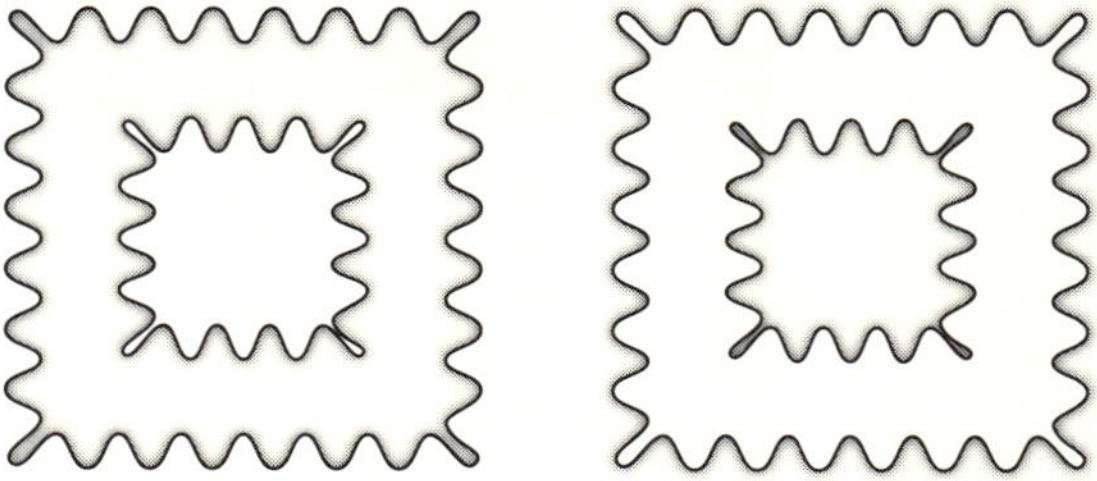

ジャッドの錯視（Judd Illusion）
点の位置が中心からずれて見える［Psychol.Rev, 6:241, 1899］

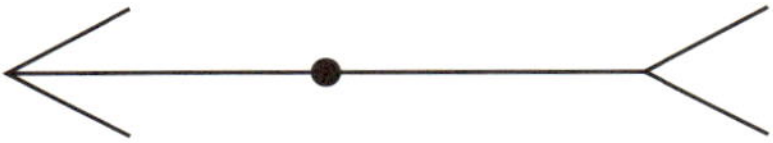

斜塔錯覚（Leaning Tower Illusion）
傾いたものを 2 つ並べると傾斜が異なって見える［Perception, 36:475, 2007］

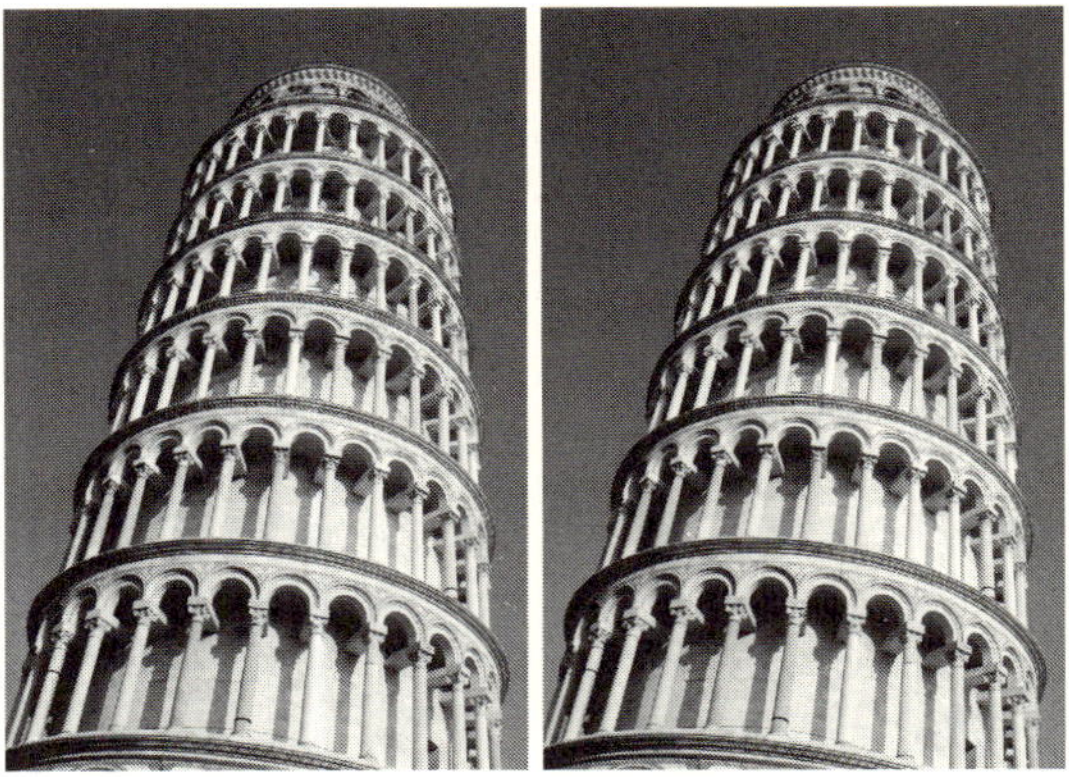

シューマン錯視（Schumann Illusion）
傾いた正方形は大きく見える

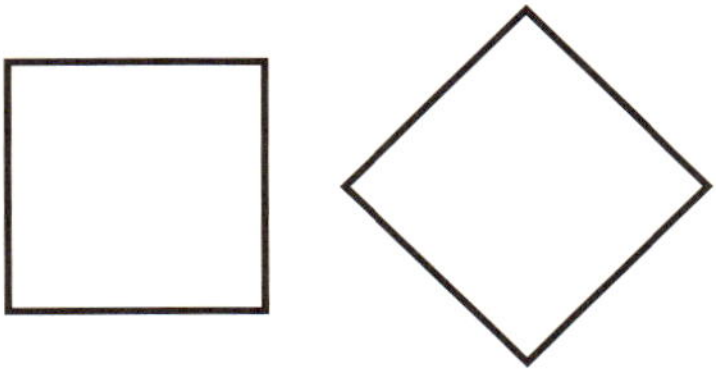

ザンダー錯視（Sander Illusion）
左の対角線のほうが長く見える［Neue Psychol Stud, 1:159, 1926］

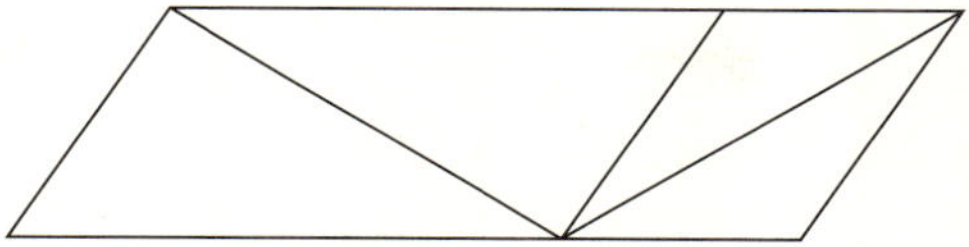

シェパードの錯視（Shepard Illusion）
平行四辺形の向きを変えると異なった形に見える［Kubovy, Pomerantz, Perceptual Organization, 1981］

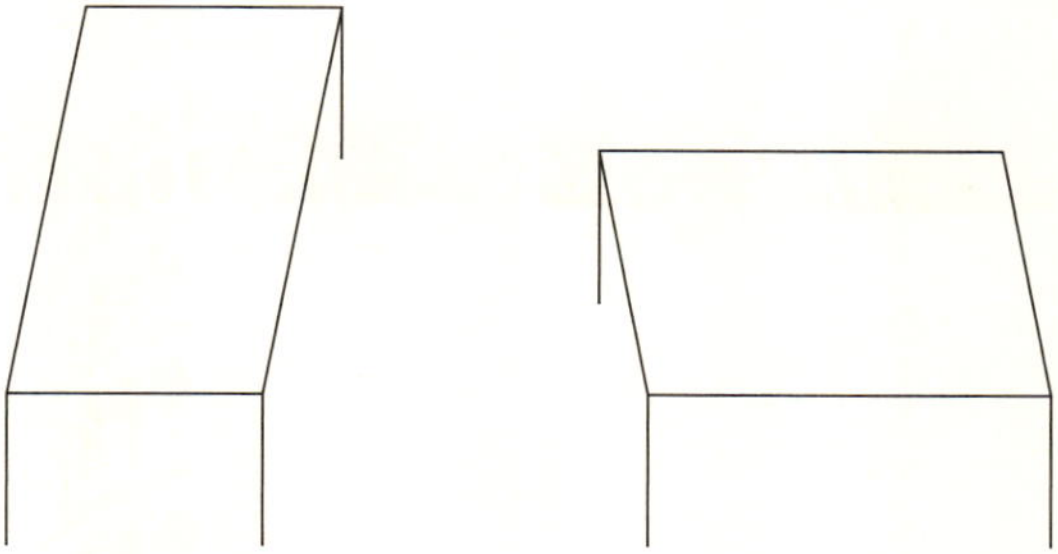

ジャストロー錯視（Jastrow Illusion）
下の扇形のほうが大きく見える［Am J Psychol 4:381, 1892］

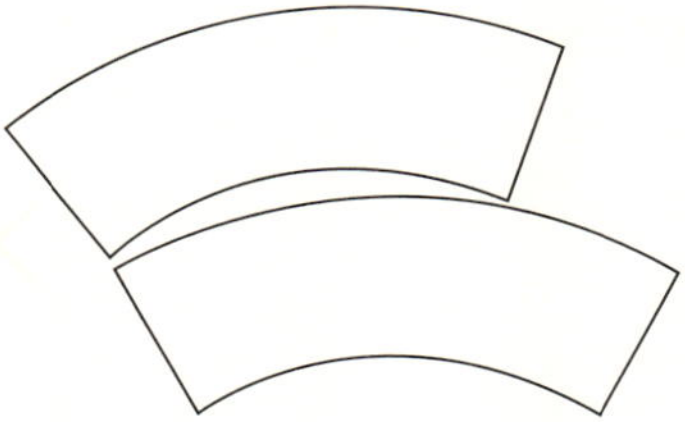

オプ効果（Op Effect）
放射状に動くものが見える

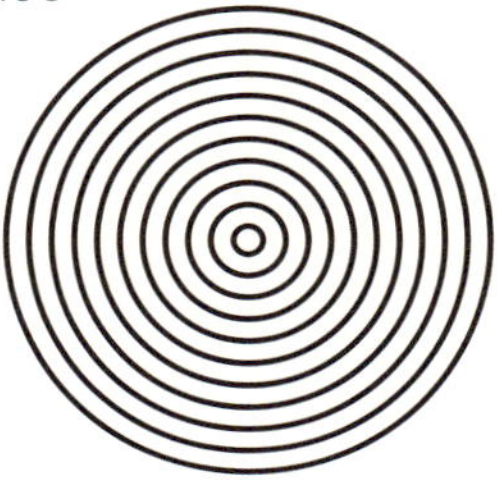

カニッツァの三角形（Kanizsa Triangle）
存在しないはずの三角形が見える［Rivista Psicol, 49:7, 1955］

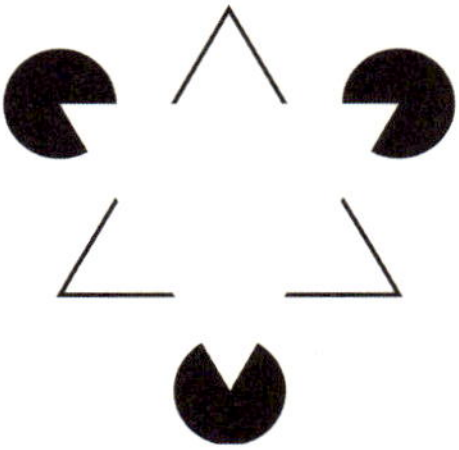

格間《ごうま》錯視（Coffer Illusion）
一点を見つめていると円盤模様が見える［Best Illusion of the Year Contest, 2006］

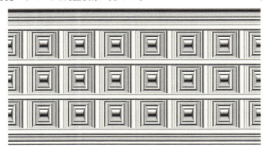

オオウチ錯視（Ouchi Illusion）
円の内部に動きを感じる［OUCHI, Japanese and Geometrical Art, 1977］

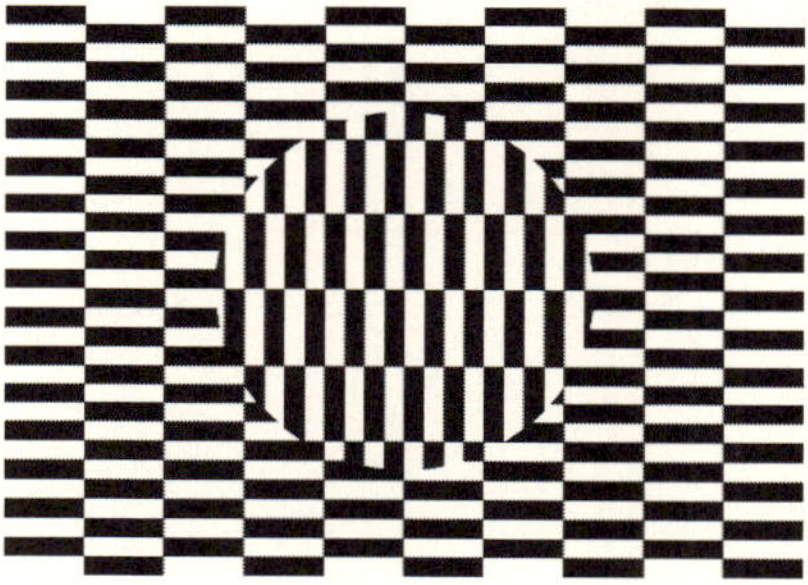

オービソン錯視（Orbison Illusion）
正方形が斜線の存在によって歪んで見える［Am J Psychol, 52:31, 1939］

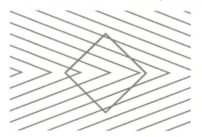

オッペル・クント錯視（Oppel-Kundt Illusion）
AB 間よりも BC 間のほうが短く見える［Jahresbericht Physik Verseins Frankfurt Main, 37, 1854］

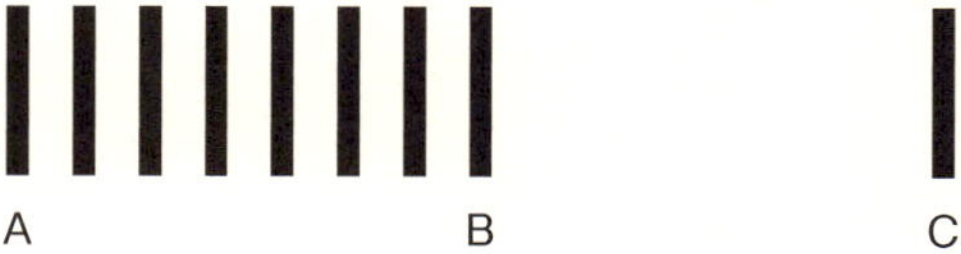

ヴント錯視（Wundt Illusion）
平行な2つの直線が内側に歪んで見える［Sächsisten Gesellschaft Wissenschaften Leipzig, 24:53, 1898］

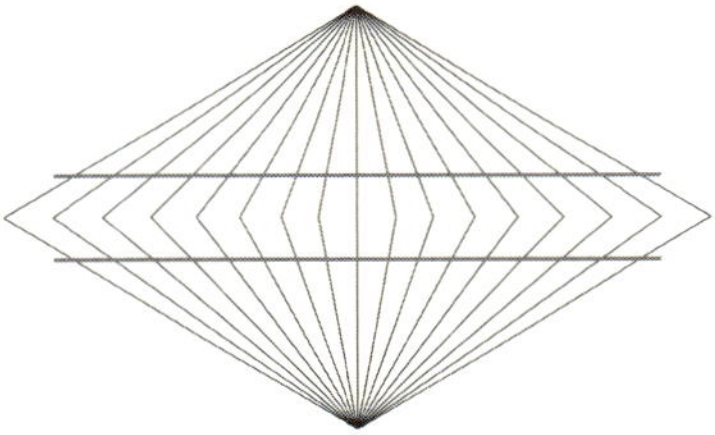

エビングハウス錯視（Ebbinghaus Illusion）
同じ大きさの円が周辺の円の大きさによって異なって見える［Ebbinghaus, Grundzüge der Psychologie, 1902］

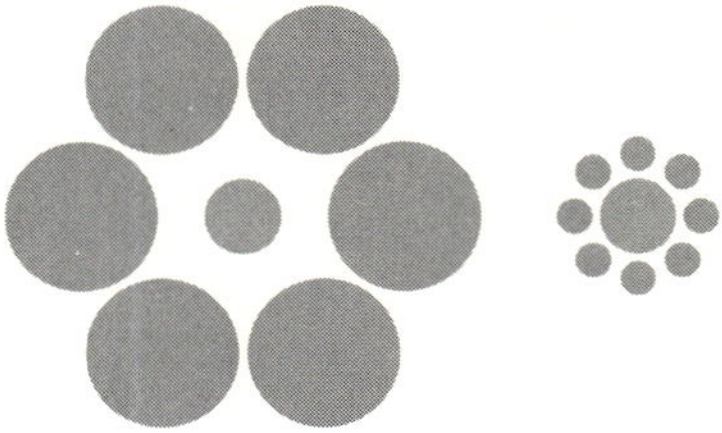

エーレンシュタイン錯視（Ehrenstein Illusion）
同心円の内側にある正方形の辺が歪んで見える［Zeitschrift Psychol Physiol Sinnersorganen, 96:305, 1925.］

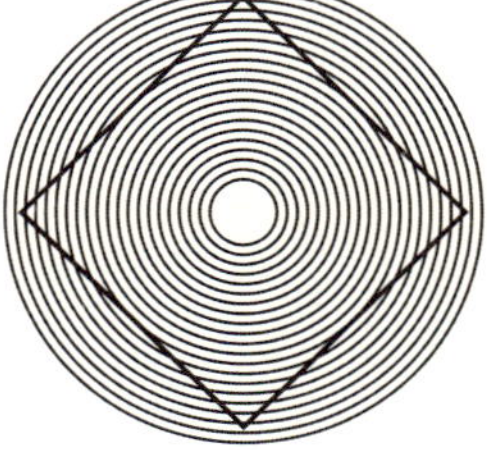

ヴィカリオ錯視（Vicario Illusion）
短い棒で作った正方形のほうがストライプ間隔が広く見える［Perception, 1:475, 1972］

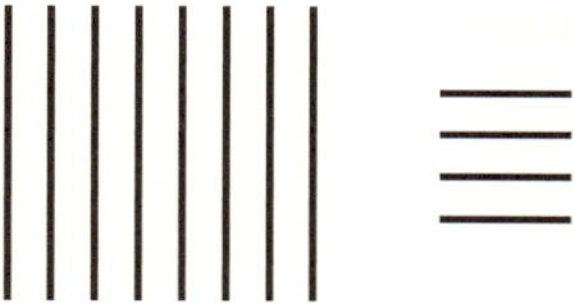

運動錯視（Motion Illusion）
静止画なのに動きを感じる［Vision, 15:261, 2003.］

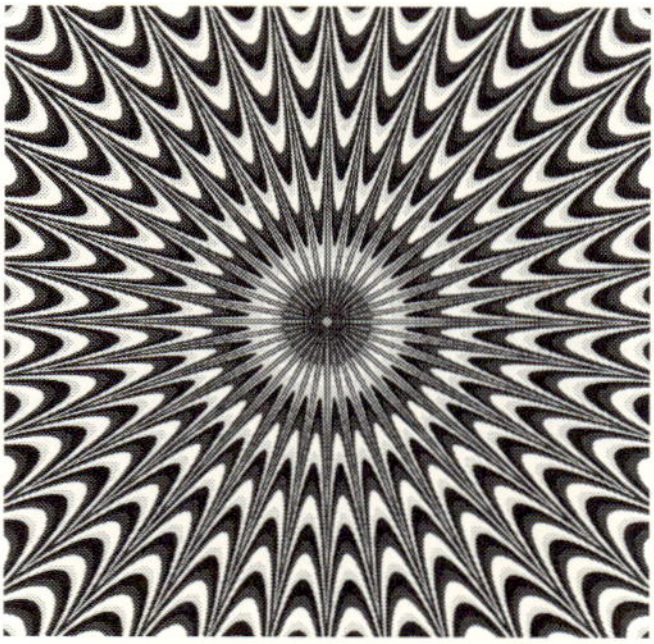

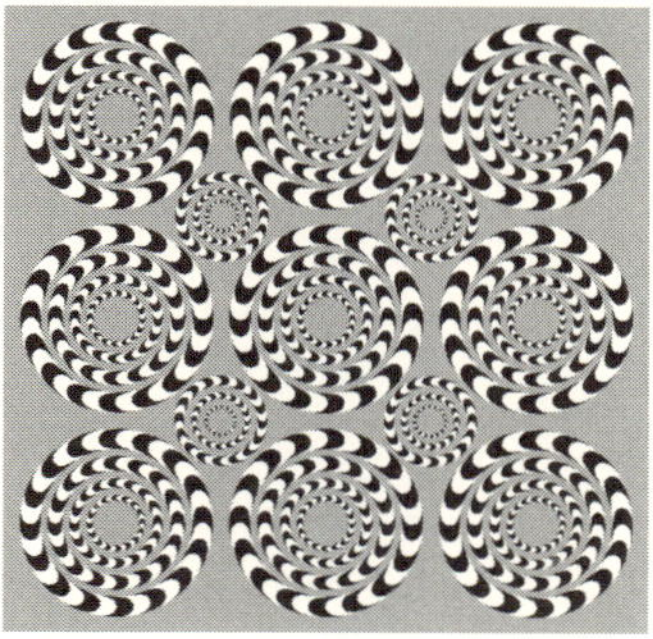

錯視用語集 50 （一般に視野の中心よりも隅で眺めるほうが錯覚は強く現れます）

悪魔のフォーク（Blivet）

よく見ると矛盾を感じるありえない図形［Alfred, Mad, 93, 1995］

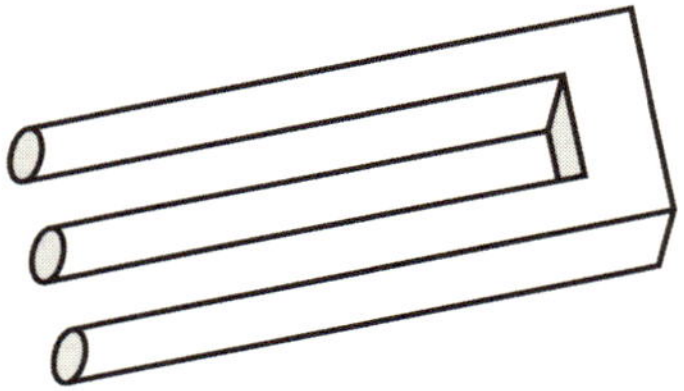

アモーダル縮小（Amodal Shrinkage）

右の黒正方形のほうが縦長に見える［Ital J Psychol, 2:187, 1975］

アモーダル補完（Amodal Completion）

2つの黒いパーツを、単なる断片とは感じずに、全体が一つの正方形をなし、その一部分として知覚される［Ital J Psychol, 2:187, 1975］

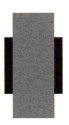

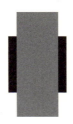

変化を小さく見積もる傾向［Science, 339:96, 2013］

レミニセンス・バンプ（Reminiscence bump）長い人生のなかで10～20代の出来事は比較的よく覚えている傾向。年を取ると若かりし頃の思い出話が増える傾向［Psychol Aging, 11:85, 1996］

連言錯誤（Conjunction fallacy）［→ **45**］全般の情報よりも、特定の情報に注意が行き、それによって全体の判断が歪む傾向［Psychol Rev, 90:293, 1983］

ローゼンタール効果（Rosenthal effect）［→ **9**］⇒ピグマリオン効果［Behav Sci, 8:183, 1963］

「次は少しくらい」と逆にモラルに欠ける行動をとる傾向［J Pers Soc Psychol, 81:33, 2001］

優越錯覚（Illusory superiority）得意なものについては他人より優れていると過大評価し、苦手なものは人よりも劣っていると過小評価する傾向（→平均以上効果）［Eur Rev Soc Psychol, 4:113, 1993］

ユーモア効果（Humor effect）ユーモアのあることはよく覚えていられる傾向［Rev Gen Psychol, 7:203, 2003］

幼児健忘症（Childhood amnesia）4歳以前の記憶が曖昧なこと［App Cog Psychol, 12:455, 1999］

楽観主義バイアス（Optimism bias）「なんとかなるさ」と楽観視する傾向［Curr Biol, 22:1477, 2012］

ラベリング理論（Labelling Theory）［→ **16**］与えられた名称によって判断や行動が影響されること［Soc Problems, 22:570, 1975］

リアクタンス（Reactance）［→ **5**］強制されるとつい反抗したくなる傾向［Brehm, Brehm, Psychological Reactance, 1981］

リスク埋め合わせ（Risk compensation）安全が確保されると危険を冒す傾向［Comp Sec, 23:362, 2004］

理性の証としての韻踏み効果（Rhyme as reason effect）リズム感をもたせたり、韻を踏んだり、似た表現を反復すると、説得力や真実味が増すこと。例：人民の、人民による、人民のための政治［Psychol Sci, 11:424, 2000］

流暢性の処理（Processing Fluency）［→ **58**］理解しやすいほうを「正しい」と感じる傾向［Consci Cogn 8:338, 1999］

利用可能性カスケード（Availability cascade）ある程度共有された信念は繰り返し報道されるため、その信念がより「正しい」と強化されてしまう傾向［Stanford Law Rev, 51:683, 1999］

利用可能性ヒューリスティック（Availability heuristic）［→ **20**］事例を容易に思い出せるというだけで「正しい」と判定してしまう傾向。例：認知バイアスの解説本を読んで「たしかに！」と納得する［Cog Psychol, 5:677, 1973］

ルサンチマン（Ressentiment）［→ **48**］弱者ほど偏屈で嫉妬深い傾向［Nietzsche, Jenseits von Gut und Böse, 1886］

歴史の終わり錯覚（End of history illusion）［→ **38**］過去の変化にくらべ将来の

視して、良い情報にばかり目が向くこと（→ネガティビティ・バイアス）[Trends Cogn Sci, 9:496, 2005]

保守化バイアス（Conservatism bias）新しい証拠を出されても自分の信念を修正しない傾向（→確証バイアス）[Kahneman, Slovic,Tversky, Judgment under Uncertainty, 1982]

保守主義（Conservatism）⇒保守化バイアス

ホーソン効果（Hawthorne effect）期待に応えようと、背伸びして虚偽の報告をしてしまうこと [BMC Med Res Methodol, 7:30, 2007]

ホットハンドの誤謬（Hot-hand fallacy）好調が続くと次も成功するように思ってしまう傾向（→ギャンブラーの誤謬）[Cog Psychol, 3:295, 1985]

ホムンクルス（Homunculus）脳内に外界に対峙する「自分」を想定する傾向（→ニューロリアリズム）[Gregory, The Oxford Companion to the Mind, 1987]

保有効果（Endowment effect）[→ **61**] 入手したものに愛着を感じ、手放したくなくなる傾向 [J Polit Econom, 98:1325, 1990]

本質主義（Essentialism）（自分が本質だと考えている）典型的な枠組に当てはめて、ものごとを類型化してしまう傾向。あるいは類型化にそぐわない事例を無視または見落としてしまう傾向（→確証バイアス）[J Philos, 65:615, 1968]

ま行・や行・ら行

末尾付加効果（Suffix effect）単語などのリストが提示されたあとに無関係な刺激が加わると、リスト末尾部の情報が記憶として残りにくくなる現象 [J Exp Psychol, 91:169, 1971]

身元の分かる被害者効果（Identifiable victim effect）特定の誰かがわかるような人が困難に陥っている場合のほうが、特定できない個人や集団が困難に陥っている場合よりも、手厚い援助をする傾向。罰するときも同様 [J Behav Decis Mak, 18:157, 2005]

ミルグラム効果（Milgram's effect）権威者に指令されると非人道的な行為でも平然と行う傾向 [J Abn Soc Psychol, 67:371, 1963]

モダリティ効果（Modality effect）読んだことより聞いたこと、聞いたことより見たことのほうが記憶に残る傾向（→画像優越性効果）[J Gen Psychol, 136:205, 2009]

モラル正当化効果（Moral credential effect）[→ **31**] 良い行動をとった直後は

別のものごとを思い出しやすくなったり、思い出しにくくなったりすること［J Exp Psychol, 90:227, 1971］

ブラックスワン理論（Black swan theory）［→ **39**］ありえないことだと勝手に想定して対応を避けてきたがために、実際に事態が生じると慌てふためくこと（→正常性バイアス）［Taleb, The Black Swan, 2010］

フレーミング効果（Framing effect）［→ **55**］同じ情報であっても置かれた状況によって判断が変わること（→情報フレーミング）［Science, 211:453, 1981］

プロスペクト理論（Prospect theory）［→ **33**］不確実な選択に対しておこなう決断が、損得や金額によって変わること。またはこれを説明する理論モデル［Econometrica, 147:263, 1979］

文脈効果（Context effect）思い出しやすさや記憶内容が現在の感情や状況に左右される傾向。例：家にいると職場のことを想起しにくい［Br J Psychol, 66:325, 1975］

平均以下効果（Worse-than-average effect）一輪車などの難しいことをこなす能力について「自分は並以下だ」と思う傾向（→平均以上効果）［J Pers Soc Psychol, 77:221, 1999］

平均以上効果（Better-than-average effect）［→ **57**］車の運転などの日常的な能力について「自分は並以上だ」と思う傾向（→平均以下効果）［J Pers Soc Psychol, 68:804, 1995］

平準化と先鋭化（Leveling and sharpening）時間とともに記憶の細部が曖昧になり（平準化）、逆に一部分がクローズアップされ（先鋭化）、記憶内容が歪められること［Ann Rev Psychol, 51:481, 2000］

ペルツマン効果（Peltzman effect）⇒リスク埋め合わせ［J Pol Eco, 83:677, 1975］

変化バイアス（Change bias）［→ **50**］以前の自分を（実際よりも）劣っていたと思う傾向。自己改善の努力を正当化する傾向［J Pers Soc Psychol, 47:738, 1984］

変化盲（Change blindness）知らぬ間に変化すると、変化したことに気づかない傾向（→選択盲）［Trends Cog Sci, 1:261, 1997］

防衛的帰属仮説（Defensive attribution hypothesis）事故やトラブルのニュースを聞いたとき、被害が大きいほど（または被害者が自分の立場と似ているときほど）、より加害者の責任が重いと考える傾向［J Pers Soc Psychol, 3:73, 1966］

ポジティビティ効果（Positivity effect）高齢者になるほど、不快な情報を無

バンドワゴン効果（Bandwagon effect）[→ **25**] 周囲の意見や流行に影響されがちなこと（→アドバイス効果）[Quart J Eco, 64:183, 1950]

被暗示性（Suggestibility）他人がそれとなく示唆した考えが、自分自身の経験や記憶に知らぬ間に混入すること（→誤帰属）[Schumaker, Human Suggestibility, 1991]

ピーク・エンドの法則（Peak-end rule）つらい体験や楽しい体験を評価するとき、感情のピーク時と終了時の状況だけで判断してしまう傾向（→持続時間の無視）[J Pers Soc Psychol, 65:45, 1993]

悲観主義バイアス（Pessimism bias）落ち込んでいるときには、さらに嫌なことが重なりそうに感じる悲観的な傾向 [Behav Res Ther, 44:861, 2006]

ピグマリオン効果（Pygmalion effect）[→ **9**] 期待された通りに成果を出す傾向（→実験者効果）[Rosenthal, Jacobson, Pygmalion in the Classroom, 1968]

非対称な洞察の錯覚（Illusion of asymmetric insight）[→ **41**] 私のことは誰も理解してくれないが、自分は相手をよく理解していると感じる傾向（→投影バイアス）[J Pers Soc Psychol, 81:639, 2001]

ピーターの原則（Peter principle）組織の上層部はいずれ無能な人で埋まる傾向（なぜなら皆自分の無能さが露呈する地位までは昇進できるが、そこで出世が止まるから）[Peter, The Peter Principle, 1969]

非理性的エスカレーション（Irrational escalation）ダメだとわかると、さらにムキになって固執したり正当化しようとする傾向。賭け事でも生じる [Org Beh Hum Perform, 16:27, 1976]

頻度錯誤（Frequency illusion）いったん気になりだすと、それを頻繁に目にするようになった気がする錯覚（→直近錯覚）

フォアラー効果（Forer effect）⇒バーナム効果 [J Abn Soc Psychol, 44:118, 1949]

フォーカシング効果（Focusing effect）ものごとの特定の側面ばかりに着目して判断を誤る傾向（→アンカリング）[Psychol Sci, 9:34, 1998]

フォールス・コンセンサス効果（False consensus effect）⇒偽の合意効果

フォン・レストルフ効果（Von Restorff effect）目立つものが記憶に残りやすい傾向（→奇異性効果）[Psychol Res, 18:299, 1933]

部分手がかり効果（Part-list cueing effect）特定の項目を思い出すためのヒントが与えられると、それ以外の項目を思い出しづらくなってしまう傾向 [J Exp Psychol, 76:504, 1968]

プライミング効果（Priming effect）[→ **53**] 直前に見聞きした情報によって、

パーソナルスペース（Personal space）身体が触れなくとも侵入されると不快に感じる自分周辺の空間。例：公園のベンチで見知らぬ同士は両端に座る［Psychol Bull, 85:117, 1978］

バーダー・マインホフ現象（Baader-Meinhof phenomenon）⇒頻度錯誤

バーナム効果（Barnum effect）［→ **71**］多くの人に当てはまる漠然とした記述でも、自分の性格を的確に言い当てられているように感じてしまう錯覚。例：あなたは表向きは明るく会話していますが心のどこかに葛藤を抱えていますね［Psychol Rep, 57:367, 1985］

バイアスの盲点（Bias blind spot）［→ **8**］自分は偏見が少ないと思う偏見。他人の欠点にはよく気づく傾向（→敵対的メディア効果）［Pers Soc Psychol Bull, 28:369, 2002］

配置バイアス（Placement bias）新聞や雑誌などで、記事の冒頭部に近ければ近いほど、それを読む人の数が多いこと。また冒頭に重要なことが書いてあると期待する傾向

80:20 の法則（80-20 rule）⇒パレートの法則［Koch, The 80/20 Principle, 1999］

バックファイア効果（Backfire effect）自分の考えに合わないことに出会ったとき、これを否定しつつ、自分の考えにさらに固執してしまう傾向（→確証バイアス）［J Exp Psychol, 28:497, 2002］

薔薇色の回顧（Rosy retrospection）過去の経験が次第に美化されていく傾向（→情動減衰バイアス）［J Exp Soc Psychol, 33:421, 1997］

パレイドリア（Pareidolia）［→ **62**］ランダムな模様や音声に何らかの意味を見出してしまう傾向。無秩序や無相関を嫌う傾向。例：月の模様にうさぎ（→錯誤相関）［Hum Nat, 19:331, 2008］

パレートの法則（Pareto principle）大部分は一部の要素が生み出す傾向（→ 80:20 の法則）。例 1：富の 80％は人口の 20％が所有する。例 2：業績の 80％は社員の 20％があげる。例 3：トラブルの 80％は顧客の 20％が起こす［Contemp Phys, 46.5:323, 2005］

ハロー効果（Halo effect）［→ **66**］特定の利点や欠点に目が行き、全体の印象がそれに引きずられてしまう傾向［J Appl Psychol, 4:25, 1920］

反射的逆評価（Reactive devaluation）敵対する相手から提案された意見を低く評価してしまう傾向［Negot J, 8:389, 1991］

判断ヒューリスティック（Judgement heuristics）［→ **46**］特定の判断基準のみで全体を判断してしまう傾向（→アンカリング）［Kahneman, Thinking, Fast and Slow, 2011］

な行

内集団損傷（Ingroup derogation）仲間を冷遇する傾向。自分の集団は劣っていると卑下する傾向。例：日本人の業績は世界で評価されてはじめて国内で評価される［Pers Soc Psychol Bull, 37:15, 2011］

内集団バイアス（Ingroup bias）仲間や家族を優遇する傾向。誕生日や名前が同じというだけでも仲間意識は生まれる［J Soc Psychol, 113:201, 1981］

内発的動機づけ（Intrinsic Motivation）［→ **4**］他人から指示されなくても湧きあがるやる気。達成欲求、回避欲求、親和欲求、権力欲求など［Contemp Edu Psychol, 25:54, 2000］

慣れた道効果（Well travelled road effect）いつもの道は近く感じ、不慣れな道は遠く感じる傾向（→往復効果）［Percept Psychophys, 26:340, 1979］

難易度効果（Hard-easy effect）難しい問題については難易度を低く見積もる一方、易しい問題については難易度を高く見積もる傾向［Psychol Rev, 107:384, 2000］

偽の合意効果（False consensus effect）他人も同意してくれるだろうと勘違いする傾向［Psychol Bull, 102:72, 1987］

ニューロリアリズム（Neurorealism）「あなたが○○なのは、脳の仕組みが○○だから」と説明されると納得してしまう傾向。二元論の亜種［Nat Rev Neurosci, 6:159, 2005］

認知的不協和（Cognitive dissonance）［→ **28**］自分の行動に矛盾があるときに心理的態度を変更すること［Festinger, A Theory of Cognitive Dissonance, 1957］

ネガティビティ・バイアス（Negativity bias）良いニュースよりも悪いニュースが気になってしまう傾向（→ポジティビティ効果）［Pers Soc Psychol Rev, 5:296, 2001］

のどまで出ている現象（Tip of the tongue phenomenon）思い出せそうで思い出せないと余計に気になってしまうこと［Psychol Bull, 109:204, 1991］

は行

パーキンソンの法則（Parkinson's law）目一杯リソースを使ってしまう傾向。例1：冷蔵庫は常に一杯。例2：本棚の増設スペースぶんだけ所蔵本が増加。例3：昇給したぶんだけ妻の消費が増える。例4：いつも〆切ギリギリ［Parkinson, Parkinson's Law, 1958］

が行ってしまう［Psychol Bull, 133:1, 2007］

直近効果（Recency effect）直近のものごとを重視する傾向［J Exp Psychol, 54:180, 1957］

直近錯覚（Recency illusion）以前からあったものにもかかわらず（最近自分が気づくようになったため）「最近になって新しく登場した」と思う錯覚（→頻度錯誤）［Amn Speech 82:3, 2007］

ツァイガルニク効果（Zeigarnik effect）［→ **76**］やり終えた仕事は忘れてしまう傾向［Elli, A Sourcebook of Gestalt Psychology, 1967］

テキサスの射撃手の誤謬（Texas sharpshooter fallacy）データのばらつきの中から、たまたま一貫している部分に目が行き、誤った結論を導いてしまう傾向。理由の後付け（→クラスター錯覚）［Bennett, Logically Fallacious, 2013］

敵対的メディア効果（Hostile media effect）自分の信念に沿わない報道は誤解や偏見に満ちているように感じる傾向（→バイアスの盲点）［J Pers Soc Psychol, 49:577, 1985］

テスティング効果（Testing effect）［→ **17**］受動的な反復学習より、頻繁にテストを受けるほうが、記憶が強化されること［Science, 319:966, 2008］

伝染効果（Contagious effect）［→ **23**］成績（や気分）が周囲の雰囲気に引きずられること［PLOS One, 7:e51367, 2012.］

投影バイアス（Projection bias）周囲の人（あるいは将来の自分）が現在の自分自身と同じように考えていると思い込む傾向。自分の価値観は普遍的だと思う傾向［Quart J Eco, 118:1209, 2003］

同調圧力（Peer pressure）少数派が暗黙のうちに多数派の意見に迎合すること［J Eur Eco Assoc, 8:62, 2010］

道徳的運（Moral luck）親切心からの行為であっても結果がたまたま好ましくないと悪印象を与えてしまう傾向。余計なお世話［Williams, Moral Luck, 1981］

透明性の錯覚（Illusion of transparency）互いに理解し合えると勘違いする傾向（→非対称な洞察の錯覚）［J Pers Soc Psychol, 75:332, 1998］

特性帰属バイアス（Trait ascription bias）自分は臨機応変に対応できるが、他人のクセはどんな状況でも変わらないだろうと思う傾向［Psychol Rep, 51:99, 1982］

っていてもなお、今の利益を優先させる傾向［Quart J Econ, 112:443, 1997］

素朴なシニシズム（Naïve cynicism）他人の発言については「大げさだろう」と真に受けない傾向（→自己中心性バイアス）［J Pers Soc Psychol, 76:743, 1999］

損失回避（Loss aversion）得するように努力するより、損を避けるように努力する傾向［Am Psychol, 39:341, 1984］

た行

対比効果（Contrast effect）ものの印象が直前の情報によって変化すること。例：重たい荷物を持った後では、いつもの荷物が軽く感じられる［Plous, The Psychology of Judgment and Decision Making, 1993］

妥当性の錯覚（Illusion of validity）それほど根拠がない説だとわかっていてもなお、それをもとに考えてしまう傾向。例：性格から血液型を推測する。例：効果がないと聞かされてもつい日頃のトレーニングを継続してしまう。［Dierkes, Antal, Child, Nonaka, Handbook of Organizational Learning and Knowledge, 2003］

ダニング＝クルーガー効果（Dunning-Kruger effect）［→ **7**］無能な人ほど（無能がゆえに自分の無能さに気づかず）自己を高く評価する傾向［J Pers Soc Psychol, 77:1121, 1999］

単位バイアス（Unit bias）端数や小数点を避け、区切りのよいところを快適に感じる傾向。例：（大きさにかかわらず）出されたケーキ「一個」がデザートに適量だと思う［Psychol Sci, 17:521, 2006］

単純接触効果（Mere-exposure effect）［→ **54**］見慣れているものに好感をいだく傾向［J Pers Soc Psychol, 9:1, 1968］

チアリーダー効果（Cheerleader effect）一人でいるときよりも集団でいるときのほうが魅力的な印象を与える傾向［Psychol Sci, 25:230, 2014］

逐語効果（Verbatim effect）使用された語句や表現よりも、その内容のほうが記憶に留まりやすいこと［Percept Psychophys, 2:437, 1967］

知識の呪縛（Curse of knowledge）［→ **40**］いったん知ってしまうと、知らない人の発想でものごとを考えられない傾向［J Pol Eco, 97:1232, 1989］

注意バイアス（Attentional bias）普段から考えていることに注意がいく傾向。例：衣装についてよく考えている人は他人のファッションについ目

生成効果（Generation effect）自分が書いた内容（または話した内容）は他人のものより覚えている傾向 [J Verb Learn Verb Behav, 17:649, 1978]

生存者バイアス（Survivorship bias）成功者には注目するが、その背後に多くいるはずの敗者や犠牲者には注意を向けない傾向 [Rev Fin Stud, 9:1097, 1996]

世間体バイアス（Social desirability bias）本音や真実を隠して社会的に期待される回答をしてしまう傾向。良い人気取り [Robinson, Shaver, Lawrence, Measures of Personality and Social Psychological Attitudes, 2013]

セルフ・ハンディキャッピング（Self-handicapping）[→ **49**] 無関係な理由を設けて全力を出さないこと。例：テスト前に掃除を始める [J Pers Soc Psychol, 36:405, 1978]

ゼロサム・ヒューリスティック（Zero-sum heuristic）誰かが得をすれば、そのぶん損する人がいるはずだと思う傾向 [J Cons um Res, 33: 430, 2007]

ゼロリスクバイアス（Zero-risk bias）[→ **32**] 100 あるリスクを 10 に減らすよりも、1 のリスクを 0 にするほうを好む傾向 [Risk Anal, 11:19, 1991]

選択肢過多効果（Choice overload effect）[→ **1**] 選択肢が多すぎると、選択する気力が落ちる傾向 [J Pers Soc Psychol, 79:995, 2000]

選択支持バイアス（Choice-supportive bias）「あの時の自分の選択は正しかった」と思い込む傾向。あれこれ自分を納得させて、後悔を避ける傾向。例：購入後の理由付け [Psychol Aging, 15:596, 2000]

選択的知覚（Selective perception）自分の信念に反するものごとに気づかないか、気づいてもすぐに忘れてしまう傾向 [Griffin, Fundamentals of Management, 2013]

選択バイアス（Selection bias）調査する対象の選び方によって、ときに誤った結論を導いてしまうこと（→少数の法則）[Econometrica, 47:153, 1979]

選択盲（Choice blindness）[→ **3**] 自分で選択したものでも、知らぬ間にすり替わると、変化に気づかない傾向（→変化盲）[Science, 310:116, 2005]

ゼンメルワイス反射（Semmelweis reflex）通説にそぐわない新事実を拒絶する傾向。常識から説明できない事実を受け入れがたい傾向（→真理の錯誤効果）[Kleinmuntz, Formal Representation of Human Judgment, 1968]

専門バカ偏向（Professional deformation）得意な分野の視点からついものを眺めてしまう傾向 [Süddeutsche Zeitung, 11/07, 2007]

双曲割引（Hyperbolic discounting）いま我慢すれば将来もっと得するとわか

努力するとかえって記憶に留まってしまうこと［J Pers, 62:615, 1994］

人格同一性効果（Personal identity effect）［→ **26**］自分の人格を保守するような行動をとる傾向［Proc Natl Acad Sci USA ,108:12653, 2011］

ジンクピリチオン効果（Zinc pyrithione effect）［→ **77**］チンプンカンプンでも専門用語があるだけで説得力が高まること。名称が付されるだけで妙に腑に落ちること（→数式効果）

人種交差効果（Cross-race effect）人種が異なると個人を識別しづらくなること。例：海外映画の登場人物は見分けにくい［Cognition, 93:B1, 2004］

信念バイアス（Belief bias）［→ **18**］結論がもっともらしければ、そこに至った前提やロジックも正しいだろうと感じる傾向［Mem Cog, 11:285, 1983］

心理学研究の再現性（Reproducibility of psychological science）認知心理学の論文の半数以上は、ほかの研究者が正しく再現できない［Science, 349:aac4716, 2015］

真理の錯誤効果（Illusion-of-truth effect）はじめて知った新事実よりも、すでに知っていることを「正しい」と思い込む傾向（→ゼンメルワイス反射）［J Verb Learn Verb Behav, 16:107, 1977］

数式効果（Nonsense math effect）報告書に数式があると評価が高まる傾向（→ジンクピリチオン効果）［Judgm Decis Mak, 7:746, 2012］

少ない方がいい効果（Less-is-better effect）例：大カップに入った少量のアイスより小カップに山盛りになったアイスを選んでしまう傾向［J Behav Decis Mak, 11:107, 1998］

ステレオタイピング（Stereotyping）政党や宗教団体など、ある集団に属しているというだけで、「そういう人だ」と典型的に考えてしまう傾向［Psychol Rev, 100:109, 1993］

ステレオタイプ脅威（Stereotype threat）［→ **64**］集団に属する人が、その集団の傾向や特徴を意識することで、その方向へと実際に性質や能力が変化していく傾向［J Pers Soc Psychol, 69:797, 1995］

ステレオタイプのバイアス（Stereotypical bias）人種や性別や職種などの付加情報があると、その典型的なイメージに引きずられて記憶が歪められること［Am Psychol, 54:182, 1999］

正常性バイアス（Normalcy bias）［→ **39**］非常事態への対応を避けたがる傾向。例：防犯ベルが鳴っても誤報だと思う（→ブラックスワン理論）［TIME Magazine, 4/25, 2005］

守的か革新的のどちらか一方に傾斜する傾向［Am Sci, 63:297, 1975］

主観的な妥当性評価（Subjective validation）そうあって欲しいと願っていると、偶然の一致に必然性を見出すなどして、事実そうであるかのように感じる傾向（→確証バイアス）［J Abn Psychol, 44:118, 1949］

熟慮の悪魔（The devil in the deliberation）［→ **2**］じっくり思案して出した決断ほど考えが一貫せず、またモラルに欠ける傾向［Nature, 489:427, 2012］

順序隣接話者効果（Next-in-line effect）自分の順番の前後に発表した人の発表内容をあまり覚えていない傾向［J Verb Learn Verb Behav, 12:320, 1973］

消去抵抗（Resistance to extinction）［→ **70**］一度できた慣習はなかなか消えないこと［J Comp Psychol, 39:307, 1946］

少数の法則（Law of small numbers）［→ **70**］少数のサンプルの調査結果からでも「一般則」を導いてしまう傾向（→サンプルサイズに対する鈍感さ）［Barker, Stephen, The Elements of Logic, 1989］

情動減衰バイアス（Fading affect bias）感情が時とともに薄れること。とくに不快や嫌悪は早く消える（→薔薇色の回顧）［App Cog Psychol, 11:399, 1997］

情報源の混乱（Source confusion）ネタの仕入れ元を誤って思い出しやすい傾向（→誤帰属）［Learn Ind Diff, 12:145, 2000］

情報バイアス（Information bias）［→ **19**］知ったからといって何も変わらない情報（たとえば、もう済んだことの情報）であっても知りたくなる傾向［Montgomery, Lipshitz, Brehmer. How Professionals Make Decisions, 2005］

情報フレーミング（Information framing）［→ **47**］同じ情報であっても説明の仕方によって異なって見えること（→フレーミング効果）［Bull Psychon Soc, 25:85, 1987］

省略バイアス（Omission bias）［→ **51**］手を打たなかったことによって生じた害より、何かをしたために生じた害のほうが、悪であると感じる傾向［J Behav Decis Mak, 3:263, 1990］

上流階級バイアス（Upper class bias）［→ **75**］社会的地位の高い人ほどモラルに欠ける行動をとる傾向［Proc Natl Acad Sci USA, 109:4086, 2012］

初頭効果（Primacy effect）覚えるべきリストのなかで最初と最後の項目を覚えやすい傾向［Ebbinghaus, On Memory, 1913］

処理水準効果（Levels-of-processing effect）丸暗記よりも意味を理解して覚えたほうが記憶として定着すること［J Verb Learn Verb Behav, 11: 671, 1972］

シロクマ抑制目録（White bear suppression inventory）［→ **14**］考えないように

自己知覚（Self-perception）[→ **78**] 自分がとった行動から自分の感情を推測すること [Psychol Rev, 74:183, 1967]

自己中心性バイアス（Egocentric bias）過去が都合よく捻じ曲げられる傾向。例：テストの点数、釣った魚の大きさ（→素朴なシニシズム）[Soc Psychol Quart, 46:152, 1983]

自己ハーディング（Self-herding）[→ **59**] 一度下した決断が、自分の次の行動を縛り、考えなしに習慣化してゆくこと [Ariely, The Upside of Irrationality, 2010]

自己奉仕バイアス（Self-serving bias）[→ **22**] 成功したときは自分の手柄だと思い込み、失敗したときは自分に責任がないと思う傾向 [Psychol Bull, 82:213 1975]

システム正当化（System justification）たとえ一部の人に不利益があろうとも、現状を正当化したくなる傾向（→現状維持バイアス）[Br J Soc Psychol, 33:1, 1994]

自制バイアス（Restraint bias）自分は自制心が強く、誘惑に負けないと勘違いする傾向 [Psychol Sci, 20:1523, 2009]

持続時間の無視（Duration neglect）[→ **67**] つらい体験や楽しい体験を評価するとき、感情の強度に気を取られ、その感情がどのくらい長く続くかを考慮に入れない傾向（→ピーク・エンドの法則）[J Pers Soc Psychol, 5:617, 1998]

持続性（Persistence）（忘れようとしても）嫌な経験を何度も思い出してしまうこと

実験者効果（Expectancy effect）欲しいデータを得ようと（無意識に）実験方法やデータ解釈を都合よく変更してしまう傾向（→ピグマリオン効果）[Rosenthal, Experimenter Effects in Behavioral Research, 1966]

実験者バイアス（Experimenter's bias）自分の予想と一致するデータを重視し、反するデータを無視する傾向（→確証バイアス）[J Chronic Dis, 32:51, 1979]

社会的比較バイアス（Social comparison bias）自分の強みを打ち消す人を避ける傾向。例1：自分にはない能力を備えた人を雇用する。例2：競合しそうな友人は合コンに呼ばない [Org Behav Hum Dec Proc, 113:97, 2010]

自由意志錯覚（Free-will illusion [→ **80**] 自分には自由があると感じる錯覚（→コントロール幻想）[Brain, 106:623, 1983]

集団極性化現象（Group polarization）グループ討論をすると全体の意見が保

（→アドバイス効果）[J Exp Psychol, 8:127, 2002]

ゴーレム効果（Golem Effect）期待されないと成績が下がること［J Edu Psychol, 74:459, 1982］

コントラフリーローディング効果（Contrafreeloading effect）[→ **6**] 何もしないで得る報酬よりも、労働対価としての報酬を好む傾向［Anim Behav, 53:1171, 1997］

コントロール幻想（Illusion of control）[→ **37**] 自分の影響力を過信する傾向（→自由意志錯覚）。例：てるてるぼうず［Curr Direc Psychol Sci, 8:187, 1999］

さ行

最悪場面想定バイアス（Worst-case thinking bias）現実には無視できる低い危険率でも最悪のケースを想定して過剰に反応すること［Evans, Risk Intelligence, 2012］

錯誤相関（Illusory correlation）[→ **62**] 関係がないものごとにも関連性を見出してしまう傾向（→パレイドリア）[Br J Soc Psychol 29:11, 1990]

サンクコスト効果（Sunk cost effect）[→ **43**]（無駄だとわかってもなお）これまでの努力や投資を回収しようとする傾向［J Pers Soc Psychol 8:319, 1968］

サンプルサイズに対する鈍感さ（Insensitivity to sample size）少数のサンプルを調べただけで、十分に正しいデータが得られたと思ってしまう傾向（→少数の法則）[Psychol Bull 76:105, 1971]

自我消耗（Ego depletion）[→ **15**] 疲労していると自制心やモラルが低下する傾向［J Pers Soc Psychol, 74:774, 1998］

時間節約バイアス（Time-saving bias）高速で走っているときほど、さらにスピードアップすれば早く到着できると考えてしまう傾向［Accid Anal Prev, 41:10, 2009］

色彩心理効果（Color psychological effect）[→ **73**] 色使いによって印象や成績が変わること［Ann Rev Psychol, 59:143, 2008］

刺激等価性対称律（Symmetry in stimulus equivalence）[→ **79**]「逆も真なり」と思ってしまうこと［J Exp Anal Beh, 37:5, 1982］

自己関連付け効果（Self-relevance effect）自分に関係した内容はよく覚えられること

るほうが、2つのものを似ていると感じる傾向［J Pers Soc Psychol, 86:680, 2004］

クラスター錯覚（Clustering illusion）［→ **27**］同じことが立て続けに起こると何らかの傾向や流れがあると信じてしまう傾向（→テキサスの射撃手の誤謬）［Gilovich, How We Know What Isn't So, 1991］

クリプトムネシア（Cryptomnesia）見聞きした経験を忘れると、その情報を「自分で考えついたものだ」と剽窃する傾向［Bri J Psychiat, 111:1111, 1965］

計画錯誤（Planning fallacy）作業に要する時間を短く見積もってしまう傾向。締め切りを甘く見る傾向［TIMS Stud Manag Sci, 12:313, 1979］

結果バイアス（Outcome bias）そこに至るプロセスよりも結果を重視する傾向。終わりよければ全てよし［J Pers Soc Psychol, 54:569, 1988］

言語隠蔽効果（Verbal overshadowing effect）［→ **13**］他人に説明すると記憶の細部が不正確になること［Bull Psychonomic Soc, 5:86, 1975］

現状維持バイアス（Status quo bias）「いままで通りでよい」と変化を好まない保守的な傾向。例1：来世の性別を選択させると現在と同性を選ぶ。例2：独身生活がやめられない（→システム正当化）［J Risk Uncert, 1:7, 1988］

行為者－観察者バイアス（Actor-observer bias）他人の行動については「そういう人だから」と内部に原因を求め、自分の行動については「そういう状況だったから」と外部に理由を求める傾向（→根本的な帰属の誤り）［Sutherland, Irrationality, 2007］

公正世界仮説（Just-world hypothesis）［→ **60**］（世界は公正にできているから）失敗も成功も自ら招いたものだと因果応報や自己責任を重視すること［Pers Indiv Diff, 34:795, 2003］

購入後の理由付け（Post-purchase rationalization）買ってよかった理由をあれこれ考え納得する傾向（→選択支持バイアス）［J Mark Res, 7:315, 1970］

項目数効果（List-length effect）覚えなくてはならない項目数が増えると、覚えられる項目の割合が減ること。注：覚えられる項目の絶対数は増える［Mem Cog, 39:348, 2011］

誤帰属（Misattribution）情報の内容にくらべ情報源は忘れられやすい傾向［Psychol Bull, 135:638, 1989］

誤情報効果（Misinformation effect）目撃証言などの情報を見聞きすると（たとえその情報が真実でなくても）自分の記憶が不正確になること

実な選択肢を、悪い結果になりそうなときはイチかバチかの選択肢を採択する傾向［Hardman, Judgment and Decision, 2009］

擬似的空間無視（Pseudoneglect）［→ **12**］視野の左半分に注意を払う傾向［Exp Brain Res, 162:384, 2005］

基準率錯誤（Base rate fallacy）［→ **29**］全体の統計的な傾向を無視し、特定の情報のみから判断してしまう傾向。例：ヘビースモーカーが肺がんに罹ったと聞くと、ついタバコが原因だと思ってしまう（→アンカリング）［Acta Psychol, 44:211, 1980］

キーツ・ヒューリスティック（Keats heuristic）流麗で芸術的な言葉は正しいと判断されやすい傾向［Poetics 26: 235, 1999］

機能的固着（Functional fixedness）ある物の使い方が一度身についてしまうと、ほかの使い方を見出しにくくなること［Psychol Monographs, 58:5, 1948］

気分と一致した記憶バイアス（Mood-congruent memory bias）現在の気分に合致した情報は、あとから思い出しやすいこと［J Verb Learn Verb Behav 5:381, 1966］

根本的な帰属の誤り（Fundamental attribution error）［→ **24**］他人がとった行動の理由は、その人の置かれた状況や環境よりも、当人の性格にあると考える傾向（→行為者－観察者バイアス）［J Exp Soc Psychol 3:1, 1967］

偽薬効果（Placebo effect）［→ **69**］効果があると信じていると実際に効果が現れること［Minerva Med, 96:121, 2005］

ギャンブラーの誤謬（Gambler's fallacy）「ということは次は……」と推測してしまう錯覚。たとえば、コイン投げで５回連続して「表」が続くと、次は「裏」に賭ける人が多い（→ホットハンドの誤謬）［Darling, The Universal Book of Mathematics, 2004］

究極的な帰属の誤り（Ultimate attribution error）自分のグループの成功は当然の結果、失敗はたまたまと考え、他のグループについては逆に考える傾向（→根本的な帰属の誤り）［Pers Soc Psychol Bull, 5:461, 1979］

虚偽記憶（False memory）（実際にはなかったことでも）何度も語ったり、何度も質問したりすると、あたかも体験した事実かのように記憶がすり替わること。子どもでよく生じる［J Verb Learn Verb Behav, 13:585, 1974］

グーグル効果（Google effect）容易に手にした情報はすぐに忘れてしまう傾向［Science, 333:776, 2011］

区別バイアス（Distinction bias）同時に評価するよりも、別の機会に評価す

過信効果（Overconfidence effect）［→ **72**］答えに自信があったとしても案外と間違っていること［Am J Psychol, 73:544, 1960］

仮説適合バイアス（Congruence bias）ある仮説を証明するとき、その仮説が正しいことを検証しようとはするが、反証がありえるかを確かめない傾向［Quar J Exp Psychol, 12:129, 1960］

画像優越性効果（Picture superiority effect）イラストや映像を用いて説明するほうが記憶に残りやすいこと（→モダリティ効果）［J Gen Psychol, 136:205, 2009］

カテゴリー錯誤（Category mistake）［→ **79**］次元の異なる議論（「そもそも論」など）や、無関係な喩え話、特殊な例を持ち出して、誤った結論を導くこと。例：「ビタミンCは体によい」と聞いて毎日一杯のレモネードを飲むなど（注：レモンよりビタミンCを含む食物は多くある。また、どのくらいビタミンCを摂取すべきかの観点が欠けている）［Ryle, The Concept of Mind, 1949］

貨幣錯覚（Money illusion）実際の価値ではなく金額そのものを重視する傾向。例：給料が３％アップすれば、インフレ率５％でも喜んでしまう［Fisher, The Money Illusion, 1928］

間隔効果（Spacing effect）一気に詰め込むより、間隔をおいて学習したほうがよく覚えられること［Ebbinghaus, Memory, 1885］

観察者効果（Observer effect）観察することで観察対象が影響を受けること。しばしば観察者はその事実に気づかない。例：先生が教室にいると生徒の態度はよくなる。だから先生は生徒の素行を過大評価する［Found Sci, 18:213, 2013］

感情移入ギャップ（Empathy gap）［→ **34**］怒ったり、恋愛したりしていると、今の自分とは異なる感情にある人（や自分）の視点で考えられなくなる傾向［Health Psychol, 24:S49, 2005］

観念運動（Ideomotor）［→ **21**］強く念じると無意識に体が動く現象［Proc Royal Instit Gr Br 1:147, 1852］

奇異性効果（Bizarreness effect）奇抜なものが記憶に残りやすい傾向（→フォン・レストルフ効果）［Bäckman & Nyberg, Memory, 2009］

記憶錯誤（Paramnesia）［→ **10**］実際には見聞きしていないことが誤って思い出されること。思い違い。デジャヴや前世の記憶もこの一種［J Exp Psychol, 21:803, 1995］

擬似確実性効果（Pseudocertainty effect）よい結果が期待できそうなときは堅

オズボーン効果（Osborne effect）あまりに早く新商品を予告発表すると、現行商品の買い控えがおこり、利益が低下すること［Osborne, Hypergrowth, 1984］

おとり効果（Decoy effect）［→ **11**］（それ単体では無効な）選択肢が増えることで判断が変わること［J Consum Res, 9:90, 1982］

か行

改革前のバイアス（Pro-innovation bias）何かを始めようと血気盛んなとき、失敗する可能性や自分の弱点を考慮に入れない傾向［Rogers, Diffusion of Innovations, 1962］

外集団同質性バイアス（Out-group homogeneity bias）［→ **44**］自分が所属するグループは個性的でバラエティ豊かだと勘違いする傾向。隣のクラスやチームは無個性で平凡に見えること［J Pers Soc Psychol, 42:1051, 1982］

外的誘因バイアス（Extrinsic incentives bias）自分は内発的な動機（自己研鑽などの理由）から、他人は外発的な動機（報酬などの理由）から行動していると思う傾向［Org Behav Hum Dec Proc, 78:25, 1999］

外部代行者の錯覚（Illusion of external agency）自分の性格や嗜好は「尊敬する誰かから影響されたものだ」と感じる傾向［J Pers Soc Psychol, 79:690, 2000］

確実性効果（Certainty effect）確率０％または100％に近い確実な状況を好む傾向。例：成功率90％から80％に減じるより、100％から90％に減じるほうが不快［The J Busin, 59:S251, 1986］

確証バイアス（Confirmation bias）［→ **56**］自分の考えに一致する情報ばかりを探してしまう傾向［Rev Gen Psychol, 2:175, 1998］

額面効果（Denomination effect）大きな単位（紙幣など）より、小さな単位（硬貨など）の貨幣を使うほうが、結果的に浪費してしまう傾向［J Cons Res, 36:701, 2009］

確率の無視（Neglect of probability）不確定な状態で確率を軽視または無視する傾向［Yale Law J, 112:61, 2002］

過剰推測（Exaggerated expectation）まずそんなことは起こらないのに、つい極端な場面を想定してしまう傾向。例：宝くじが当たったら。隕石が落ちてきたら［Org Beh Hum Dec Proc, 36:406, 1985］

認知バイアス用語集 225

※［→ 30］などは、本文で扱ったものです。該当する番号の項目をご参照ください。
（→確実性効果）などは、関連のある用語を示しています。

あ行

曖昧性効果（Ambiguity effect）［→ **30**］不確実な選択肢を避ける傾向（→確実性効果）［Quart J Econ, 75:643, 1961］

圧縮効果（Telescoping effect）［→ **52**］最近の出来事は実際より昔に、昔の出来事は実際より最近に起きたように感じる錯覚［Mem Cog, 34:138, 2006］

後知恵バイアス（Hindsight bias）［→ **42**］生じた出来事について「そうなると思った」と後付けする傾向［Org Beh Human Perf, 13:1, 1975］

アドバイス効果（Advice effect）［→ **65**］他人の意見に流されてしまう傾向（→誤情報効果）［Science, 323:1617, 2009］

アンカリング（Anchoring）［→ **35**］特定の情報から全体を判断してしまう傾向（→判断ヒューリスティック）［Science, 185:1124, 1974］

一貫性バイアス（Consistency bias）［→ **36**］「自分は昔からそうだった」と過去の記憶を歪めてまで性格や主義の一貫性を維持する傾向［Bartlett, Remembering, 1932］

イライザ効果（Eliza effect）［→ **68**］ロボットやコンピュータについ「人らしさ」を仮定してしまうこと［Hofstadter, Fluid Concepts and Creative Analogies, 1996］

インパクトバイアス（Impact bias）［→ **67**］ある出来事から生じるであろう感情の起伏を大きく見積もる傾向（→持続時間の無視）［J Pers Soc Psychol, 5:617, 1998］

エリート効果（Elite effect）エリートは公平性より効率化を重んじ、不平等に寛容な傾向［Science, 349:aab0096, 2015］

往復効果（Return trip effect）行きよりも帰り道を短く感じる傾向（→慣れた道効果）［PLOS One, 10:e0133339, 2015］

オーストリッチ効果（Ostrich effect）不都合なことを見なかったことにする傾向（→確証バイアス）［J Busin, 79:2741, 2006］

N.D.C.141.5　349p　18cm

ブルーバックス　B-1953

自分《じぶん》では気《き》づかない、ココロの盲点《もうてん》　完全版《かんぜんばん》
本当の自分を知る練習問題80

2016年1月20日　第1刷発行

著者　池谷裕二《いけがやゆうじ》

発行者　鈴木　哲
発行所　株式会社講談社
〒112-8001 東京都文京区音羽2-12-21
電話　出版　03-5395-3524
販売　03-5395-4415
業務　03-5395-3615
印刷所　（本文印刷）慶昌堂印刷株式会社
（カバー表紙印刷）信毎書籍印刷株式会社
本文データ制作　株式会社フレア
製本所　株式会社国宝社

定価はカバーに表示してあります。

ISBN978－4－06－257953－7

発刊のことば

科学をあなたのポケットに

二十世紀最大の特色は、それが科学時代であるということです。科学は日に日に進歩を続け、止まるところを知りません。ひと昔前の夢物語もどんどん現実化しており、今やわれわれの生活のすべてが、科学によってゆり動かされているといっても過言ではないでしょう。

そのような背景を考えれば、学者や学生はもちろん、産業人も、セールスマンも、ジャーナリストも、家庭の主婦も、みんなが科学を知らなければ、時代の流れに逆らうことになるでしょう。

ブルーバックス発刊の意義と必然性はそこにあります。このシリーズは、読む人に科学的に物を考える習慣と、科学的に物を見る目を養っていただくことを最大の目標にしています。そのためには、単に原理や法則の解説に終始するのではなくて、政治や経済など、社会科学や人文科学にも関連させて、広い視野から問題を追究していきます。科学はむずかしいという先入観を改める表現と構成、それも類書にないブルーバックスの特色であると信じます。

一九六三年九月　　野間省一